EXPOSÉ

DE

MÉDECINE HOMÉODYNAMIQUE

PARIS. — E. DE SOYE ET FILS, IMPR., 18, R. DES FOSSÉS-S.-JACQUES.

LA MÉDECINE QUI GUÉRIT

EXPOSÉ

DE

MÉDECINE HOMÉODYNAMIQUE

BASÉE SUR

LA LOI DE SIMILITUDE FONCTIONNELLE

ET APPLIQUÉE AU TRAITEMENT

DES AFFECTIONS AIGUËS & CHRONIQUES

ALLOPATHIE, HOMÉOPATHIE, HOMÉODYNAMIE COMPARÉES ;
FAUSSETÉ DE LA LOI DE SIMILITUDE PATHOGÉNÉTIQUE DE HAHNEMANN
DÉMONTRÉE ;
ERREURS THÉRAPEUTIQUES QUI EN DÉCOULENT

PAR

H.-A.-B. HUGUET (de Vars)

DOCTEUR-MÉDECIN DE LA FACULTÉ DE PARIS, EX-INTERNE DES HOPITAUX
MEMBRE DE LA SOCIÉTÉ DES GENS DE LETTRES ET DE PLUSIEURS SOCIÉTÉS
SAVANTES

Additionner, soustraire, équilibrer
toute la médecine est là.

DEUXIÈME ÉDITION

PARIS

A. DELAHAYE ET E. LECROSNIER, LIBRAIRES-ÉDITEURS
PLACE DE L'ÉCOLE DE MÉDECINE
ET CHEZ L'AUTEUR, 27, RUE DE LONDRES
1887

A

M. LE DOCTEUR HENRI FAVRE

RÉDACTEUR EN CHEF DE *LA FRANCE MÉDICALE*

Un des premiers, vous avez défendu le drapeau de l'Homéodynamie dans votre estimable journal : Merci pour votre courageuse initiative.

Dr H. HUGUET.

ACADÉMIE DE MÉDECINE DE PARIS

Séance du 20 *juillet* 1869

PRÉSIDENCE DE M. DÉNONVILLIERS

———

(Extrait de l'*Union médicale*, jeudi 22 juillet 1869.)

———

M. le docteur Cerise, en présentant, de la part de M. le docteur Huguet (de Vars), un opuscule ayant pour titre : *Exposé de médecine Homéodynamique*, s'exprime ainsi :

Je prie l'Académie, de la part de M. le docteur Huguet, de vouloir bien agréer le livre dont il est l'auteur et qui est intitulé : *Exposé de médecine Homéodynamique basée sur la loi de similitude fonctionnelle* et appliquée au traitement des affections aiguës et chroniques.

Ce livre, petit par le volume, est d'une rare grandeur par l'intention et le sujet. Il ne s'agit de rien moins que de concilier les doctrines

1.

médicales les plus opposées dans une vaste unité scientifique. Quoique dépourvu moi-même du feu sacré des systématisations par trop conciliantes, je ne marchande point mon admiration pour ceux qui en sont doués comme M. le docteur Huguet. Esprits heureux qui, en présence de tant de problèmes non résolus ou à peine posés, recherchent obstinément la loi suprême des actes physiologiques, pathologiques et thérapeutiques, et qui, après la recherche infatigable, se reposent dans l'ineffable joie de la découverte! Je n'oserais formuler cette loi dans les termes employés par l'auteur, parce que, en l'absence de développements impossibles dans une présentation, elle paraîtrait étrange et resterait incomprise. Je me bornerai à dire que, selon M. Huguet, la doctrine Homéodynamique est le terrain de conciliation de l'homéopathie et de l'allopathie. L'homéopathie fait conspirer les actions curatives du remède avec les symptômes de la maladie qu'elles exagèrent, L'allopathie met en guerre réglée les médicaments et les symptômes qu'ils sont appelés à combattre à outrance. L'Homéodynamie fait conspirer les actions curatives avec les symptômes propres aux réactions salutaires et les met en guerre contre les symptômes propres à la maladie.

Je m'abstiens, je le répète, des formules de

l'auteur qui paraîtraient obscures à ceux qui n'ont pas lu le livre. Le vieux vitalisme traditionnel que professe M. Huguet ne saurait en revêtir de plus originales : Je les recommande aux esprits généreux qui sympathisent avec les peines et avec les jouissances des systématiseurs honnêtes et désintéressés.

Dans la *France médicale* du 7 juillet 1869, M. le docteur H. FAVRE, rédacteur en chef, s'exprime ainsi :

L'un de nos confrères les plus honorables de la capitale, le docteur Huguet, vient d'entrer vaillamment dans la carrière du dynamisme, et le premier pas qu'il y fait indique un maître qui en retient beaucoup plus qu'il n'en dit. C'est une doctrine entière qu'il nous propose et une pratique totale en découle. Une œuvre de ce genre, sérieuse en ses principes, puissante en ses conséquences de diagnose et de thérapeutique, peut être donnée comme un signe des temps. C'est sur ce terrain que s'ouvriront les discussions profitables, dussent-elles éclater en dehors des écoles et sur la tête des Académies...

Dans le journal le *Temps*, du 26 août 1869 (article bibliographique), M. le professeur H. Chavée exprime en ces termes son opinion :

Je viens de lire et de relire, en l'annotant, le livre, j'allais dire le manifeste scientifique de M. le docteur Huguet, et je pense, avec le savant qui dirige la *France médicale*, que ce livre fera époque dans les annales de l'art de guérir. Qui n'a pas péniblement senti l'absence, en médecine, d'une vaste et solide théorie basée sur une vérité fondamentale évidente? Or, ce principe, M. le docteur Huguet l'a trouvé, cette théorie, il l'a faite, et il l'expose, aujourd'hui dans son livre, avec autant de clarté que de modestie.

Comme physiologiste, M. Huguet n'est, à proprement parler, ni matérialiste ni spiritualiste.

Pour lui, comme pour tous les observateurs qui savent donner une entière satisfaction aux exigences de la méthode expérimentale et aux principes éternels de la raison, la machine vivante est l'œuvre progressive d'un ensemble harmonique *d'énergies inétendues* formant un tout rigoureusement un, *préexistant* au travail de formation et le *déterminant*. Dans l'âme, ainsi conçue, chaque faculté, *chaque puissance essentielle fait* ou *procrée son organe;* et, en physiologie, *l'action* de la faculté, à l'aide de ce même organe, à la fois sa limite et son instrument, est précisément ce qu'on nomme *fonction*.

On sait que l'expression visible la plus importante d'un organe est dans son outillage nerveux, d'une disposition constamment trinaire. Eh bien! malgré certaines théories sur la communication toute mécanique du mouvement nerveux, M. le docteur Huguet, s'appuyant sur une foule d'expériences, admet non seulement l'existence réelle d'un fluide nerveux, mais il le considère encore comme jouant, par ses polarisations ou concentrations diverses, un rôle capital dans les désordres fonctionnels de l'organisme.

A grands traits, à trop grands traits sans doute, voilà le physiologiste.

Ce qui caractérise M. Huguet pathologiste, c'est la profonde justesse de son classement des phénomènes dont l'ensemble constitue l'état anormal appelé *maladie*. Il distingue avec soin les effets directs de la cause morbigène, ainsi que les résonnances sympathiques de ces effets, d'avec les efforts réactionnels des énergies vitales ayant pour but le rétablissement de l'équilibre ou de la santé.

Et voyez comment, pour M. Huguet, le *principe fondamental* de la thérapeutique sort tout naturellement de cette distinction profonde posée entre symptômes et symptômes par le pathologiste. Ce principe je le résumerais ainsi :

il faut seconder la réaction curative de la nature ;
en d'autres termes : tout agent médicamenteux
doit opérer dans le même sens que les symptômes de réaction équilibrante, mais de ceux-là
seulement.

De là, pour le thérapeute, le perpétuel devoir
de chercher et de trouver l'*Homéodynamie* des
moyens qu'il emploie (*homéos*, semblable et *dynamis*, force), c'est-à-dire *la similitude la plus
parfaite possible entre la tendance du remède et celle
de la fonction vitale réactionnelle ou curative.*

Du point de vue élevé où nous place la *loi de
similitude fonctionnelle* découverte par M. Huguet, il est aisé d'apercevoir la distance qui
sépare la doctrine homéopathique de l'*Homéodynamie*. Il importe, en effet, de ne point confondre tous les symptômes, les produits directs
du mal ou de l'élément morbigène avec les
efforts de réaction fonctionnelle équilibrante.

Dans certains cas pourtant, je me hâte d'en
convenir, on voit des médicaments homéopa-
tiques provoquer la guérison, non parce que,
pour une certaine part de leur vertu, ils agissent
dans le sens des causes morbigènes (ce qui produit la maladie ne saurait produire la santé),
mais parce qu'ils possèdent, en prédominance,
une tendance spécifique semblable à celle des
efforts fonctionnels équilibrants, parce qu'ils
sont *Homéodynamiques*, en un mot.

Avec son principe *contraria contrariis*, la médecine allopathique pas plus que l'homéopathie n'a su établir, entre la cause morbigène et la fonctionnalité équilibrante, cette distinction profonde exigée par M. le docteur Huguet. De là ses errements et ses erreurs en thérapeutique. Mais, là encore, il y a une part de vérité, et l'auteur du livre dont je rends compte la met en relief avec une insistance des plus loyales. Riche de sa découverte d'une *loi fondamentale* en thérapeutique, M. le docteur Huguet aime à considérer son œuvre comme un moyen de conciliation entre les différentes écoles médicales.

H. CHAVÉE,

Membre de la Société d'anthropologie
de Paris.

INTRODUCTION

I

L'idée de la conciliation des doctrines médicales dans l'unité scientifique répond, depuis longtemps, à de si urgentes nécessités qu'il y a lieu de s'étonner que cette œuvre n'ait pas encore été entreprise par quelques-uns de ceux auxquels leur haute position dogmatique semblait la réserver.

Quant à nous, pionnier infatigable de cette grande cause, nous n'avons cessé de nous en préoccuper et de nous y consacrer avec ardeur.

Déjà, en 1860, nous avons publié un opuscule (1) où les tendances vers l'unité médicale sont nettement accusées. Le travail que nous publions aujourd'hui entre plus résolument encore dans cette voie et ne tend à rien moins qu'à devenir le trait d'union entre les opinions les plus opposées dont notre doctrine médicale a pour objet de réaliser la synthèse.

Entre ces deux conceptions de

(1) *Introduction à la science médicale*. Paris, 1860, J.-B. Baillère et fils, libraires de l'Académie de Médecine.

l'esprit humain : le *spiritualisme* et le *matérialisme*, il y a place pour une doctrine complémentaire et conciliatrice faisant la part de chacun de ces éléments ramenés à leur véritable signification jusqu'à ce jour incomprise par insuffisance d'étude.

L'élément *esprit* et les *groupes matériels* ne sont pas, d'ailleurs, tout ce qu'il faut connaître. Outre l'esprit et la matière, il existe une série considérable d'agents nommés *fluides impondérables*, dont ce qu'on appelle *électricité, magnétisme, chaleur, lumière*, font partie. Or ces phénomènes jouent le plus grand rôle dans les actes de la vie, et il est impossible de n'en pas tenir compte en présence d'un état normal ou pathologique.

Nous n'avons pas à rechercher, ici, de quelle nature sont ces phénomènes; ce qui importe surtout, c'est de les apprécier dans leurs diverses manifestations, dans leur action sur l'économie, et d'envisager l'être humain sous le triple aspect qui le caractérise : l'*esprit*, les *fluides*, la *matière*.

Une seule doctrine médicale est désormais possible, légitime, c'est celle qui a pour fondement la *loi naturelle*, laquelle ne pouvait se dégager que par la connaissance complète du composé humain.

Or cette loi qu'une longue et

laborieuse expérience nous a permis d'extraire des faits, c'est la *loi de similitude fonctionnelle et curative* à laquelle nous avons donné le nom d'*Homéodynamie*, et qui n'a rien de commun avec la prétendue loi des semblables formulée par Hahnemann.

On voit aisément la différence grammaticale qui existe entre homéopathie et Homéodynamie : *homéo* rappelle l'idée de similitude; *dynamie*, l'idée de force, de mouvement.

La médecine Homéodynamique est donc une méthode de traitement basée sur la similitude fonctionnelle, c'est-à-dire sur les rapports simimilaires entre les agents thérapeutiques et les tendances équilibrantes de l'économie. Pour Hahnemann, les *semblables* s'adressent aux groupes symptômatiques; pour nous, la similitude s'adresse aux mouvements réactionnels ou équilibrants; en d'autres termes, l'homéopathie agit *dans le sens des effets de la cause morbide* et l'Homéodynamie, *dans le sens des réactions équilibrantes*, c'est-à-dire *dans le sens de la guérison*,

Pour Hahnemann, les groupes de symptômes constituent l'élément morbide, ils sont la base de sa thérapeutique

Pour nous, les groupes symptômatiques représentent, tout à la fois, l'*élément morbide*, le *travail de réaction* et les *phénomènes de sympathie*. Parmi tous ces symtômes, il n'y a que ceux qui correspondent aux tendances de l'économie à rétablir ses équilibres, que nous secondons et provoquons, au besoin, par des actes et des agents ayant même finalité.

Nous aurons à signaler, dans le cours de ce travail, l'insuffisance, les dangers de la médecine du symptôme, ses prétendus spécifiques eussent-ils cent fois plus de puissance.

En homéopathie, on dit qu'un agent thérapeutique est *similaire* et *curatif* lorsqu'il peut produire, *sur un individu sain*, un *groupe de symptômes sem-*

blables à ceux observés chez un malade.

En Homéodynamie, on dit qu'un agent thérapeutique est *similaire* lorsqu'il agit dans le *sens des mouvements équilibrants, de la réaction spontanée ou curative.*

Après avoir ainsi constaté la différence essentielle qui existe entre l'homéopathie et l'Homéodynamie, il nous reste à signaler la différence non moins grande entre celle-ci et l'allopathie.

A la différence de l'homéopathie qui s'appuie sur une fausse interprétation et application de la loi de similitude, l'allopathie repose, on le sait, sur la prétendue *loi des contraires.*

L'allopathie, au lieu d'agir comme l'homéopathie dans le sens de l'élément morbide, procède en sens contraire, et en cela, elle se rapproche de notre doctrine, mais ne s'aperçoit pas, qu'en croyant ne combattre que l'élément morbide, elle combat, en même temps, des symptômes qui n'ont rien de commun avec cet élément, nous voulons parler des *résonnances sympathiques* et des *symptômes réactionnels équilibrants*, qu'elle confond, trop souvent, avec les *symptômes morbides*, symptômes réactionnels qui, *favorisés* au lieu d'être combattus, *déterminent et hâtent la guérison.*

Quant aux autres modes de traitement connus sous le nom générique de spécialités, ils ne peuvent être efficaces qu'autant qu'ils *rentrent* dans *la loi générale*.

Il est temps qu'on se persuade que le rétablissement *complet, durable*, des équilibres ne peut s'obtenir que par la mise en jeu des tendances équilibrantes de l'économie et que les agents répartiteurs ne sont assimilables, bienfaisants, curatifs, que lorsqu'ils sont *Homéodynamiques*.

II

Ce qui caractérise les divers systèmes qui ont cours en médecine, c'est l'absence de principes certains et, n'en déplaise aux disciples de

Hahnemann, l'absence complète de loi curative.

Pour apprécier la valeur des théories sur lesquelles reposent ces deux écoles rivales, point ne sera nécessaire, pour l'une d'elles du moins, d'entrer dans un examen approfondi ; il nous suffira seulement de consigner ici l'opinion de quelques-uns de ses chefs les plus illustres.

M. le docteur Dubois (d'Amiens), l'honorable secrétaire de l'Académie de médecine, s'exprime ainsi (1) : « S'il est vrai, comme le prétend Bacon, que la force des théories repose sur l'harmonie de leurs par-

(1) *Introduction au Traité de pathologie générale.*

ties, harmonie au moyen de laquelle elles se soutiennent mutuellement comme les pierres d'un édifice forment un tout cohérent, nous devons avouer qu'il *n'existe encore aucune théorie de ce genre en médecine* et que loin de pouvoir procéder, dans cette science, par voie de démonstration théorique, nous en sommes presque toujours réduits à suivre *la méthode d'assertion, méthode fondée sur des faits particuliers.* »

Dans le même ouvrage, M. Dubois (d'Amiens) ajoute : « Une vérité qui dominerait toute la science suffirait, à elle seule, pour lui donner un caractère irréfragable de maturité et de certitude. La vérité a un tel pouvoir sur l'esprit humain, qu'une fois rendue évidente, il faut, de nécessité, en admettre toutes les conséquences ; or, une vérité qui dominerait toute la science, serait la clé de voûte, l'assise première d'un édifice indestructible ; mais, nous l'avons dit, des vérités aussi générales, aussi dominatrices, *nous manquent en médecine.* Nous en sommes encore à la recherche des principes généraux et même, nous ne possédons que des vérités de fait partielles et isolées. »

Avant M. Dubois (d'Amiens), l'illustre Broussais avait dit : « Je conviens que la médecine a rendu à l'être souffrant le service de lui offrir des consolations *en le berçant toujours d'un chimérique espoir*, mais il faut convenir qu'une pareille utilité est loin de la relever au milieu des autres sciences naturelles, puisqu'elle semble la placer sur la ligne de l'astrologie, de la superstition et de tous les genres de charlatanisme. »

A ces opinions si concluantes formulées par des hommes tels que Broussais et M. Dubois (d'Amiens), nous nous bornerons à ajouter celle d'un homme dont l'indépendance égalait le savoir et qui, sans être notre contemporain, n'a pas moins d'autorité; car les choses n'ont guère changé depuis l'époque où Boerhaave écrivait : « Si l'on vient à peser

mûrement le bien qu'a procuré aux
hommes une poignée de fils d'Escu-
lape et le mal que l'immense quantité
des docteurs de cette profession a
fait au genre humain, depuis l'ori-
gine de l'art jusqu'à nos jours, on
pensera, sans doute, qu'il serait plus
avantageux qu'il n'y eût jamais eu
de médecins dans le monde. »

A ces citations nous pourrions en
ajouter bien d'autres, mais nous pensons qu'elles suffiront ; elles nous
dispensent, on le conçoit, d'examiner la valeur comparative des in-
nombrables systèmes éclos dans
le camp de l'allopathie, la plupart
abandonnés ou en voie de l'être et
qui, se contredisant, s'excluant les

uns les autres, attestent, par cela même, l'absence de principes, de certitude, de loi curative.

L'allopathie a été jugée en dernier ressort par elle-même : les hommes les plus éminents de cette école ont définitivement proclamé, les uns son impuissance, les autres ses dangers, et tous, l'absence complète de vues d'ensemble, d'un principe général et dominateur.

Soyons juste cependant, et constatons que d'immenses travaux de détails ont été faits, dans lesquels on rencontre des aperçus ingénieux, des vérités utiles, des recherches analytiques du plus grand intérêt, mais, point de coordination, point de lien qui les rattache à un principe supérieur et synthétique.

L'école allopathique n'a été jusqu'ici qu'une école purement expérimentale et analytique. Mais l'analyse a préparé la synthèse ; sans l'analyse, la synthèse ne pouvait se constituer. — Toutes les pierres d'un édifice ont la même valeur, qu'elles soient à la base, au milieu ou au faîte ; saluons donc, ici, avec respect, tous ceux qui ont apporté à la construction leur contingent de matériaux.

III

A la différence de l'allopathie, l'homéopathie se prétend en possession de la véritable loi curative. *A la loi des contraires* elle oppose *la loi des semblables* et, au lieu de combattre les éléments morbides réels, elle agit dans le sens de leurs effets, à l'aide d'agents susceptibles de produire, sur l'homme bien portant, des groupes de symptômes semblables à ceux qui se rencontrent chez un malade.

Une première erreur de l'homéopathie, c'est d'agir dans le sens des effets de l'élément morbide, dans le but d'exciter ainsi la réaction et de rétablir le malade. *Ce qui produit la maladie ne saurait produire la santé :* — Cela est, de tout point, illogique, irrationnel; la saine raison repousse une pareille donnée.

Nous démontrerons, dans le cours de ce travail, que, s'il arrive à l'homéopathie de guérir quelquefois, ce n'est pas parce qu'elle agit dans le sens du mal, mais parce que les médicaments employés, par le dynamisme dont ils étaient chargés, se sont rencontrés agir Homéodynamiquement, c'est-à-dire dans le sens des mouvements équilibrants.

Une autre erreur de l'homéopathie, et celle-ci est capitale, car elle se réfère au principe même de la loi de similitude : c'est d'avoir fait porter la *similitude* sur *les symptômes morbides*, au lieu de l'appliquer aux *mouvements réactionnels de l'économie.*

La *similitude pathogénétique,* voilà ce qui a égaré le fondateur de l'homéopathie et lui a fait prendre l'ombre pour la proie, le contre-pied de la vérité. Ce n'était pas à ce point de vue étroit et stérile qu'il fallait envisager la similitude, mais au point de vue large et fécond de la *fonctionnalité équilibrante.*

M. le docteur Pidoux n'a pas suffisamment fait voir l'erreur de la loi des semblables, il s'est borné à dire : 1° que l'homéopathie n'était qu'une méthode substitutive; 2° que les effets médicamenteux qui produisaient la guérison devaient l'emporter en intensité sur la maladie naturelle à laquelle on les substituait ; 3° que toute la science du médecin homéopathe se réduisait à deux connaissances expérimentales : Celle de la totalité des symptômes morbides et celle de la totalité des symptômes médicamenteux.

Ces critiques étaient évidemment impuissantes à mettre en relief l'erreur fondamentale de l'homéopathie; cette erreur devait être rapportée, tout entière, à une fausse application de la loi de similitude.

Il faut reconnaître que les attaques malheureuses des allopathes n'ont

pas peu contribué à faire des prosé-
lytes à l'homéopathie.

Ce n'était ni par des sarcasmes
sur les doses infinitésimales qu'il
fallait l'attaquer, ni par des considé-
rations pareilles à celle de M. Pidoux : c'était le principe même de
l'homéopathie qu'il fallait atteindre
et prouver, comme le frère docteur
Espanet, que la similitude pathogénétique est un principe essentiellement faux au point de vue de la
thérapeutique.

Il ne fallait pas dire : J'aime mieux
me tromper avec Galien que guérir
avec Hahnemann. Le tort des allopathes est d'avoir repoussé l'homéopathie sans examen sérieux, de n'a-

voir pas pris la peine de l'étudier complètement; et cela est tellement vrai que, aujourd'hui même, les gens du monde connaissent mieux l'homéopathie que la plupart des allopathes.

MM. Trousseau et Pidoux, en donnant à l'homéopathie le nom de *méthode substitutive*, n'ont fait que lui donner une importance qu'ils lui refusaient en réalité. Nous en dirons autant de M. Bouchardat lorsqu'il prétend que l'homéopathie est appelée à dominer la thérapeutique des affections chroniques. Pourquoi M. Bouchardat s'est-il arrêté en si bon chemin et n'a-t-il pas aussi accordé la prééminence à l'homéopa-

thic pour les affections aiguës, où
sa puissance serait beaucoup plus
grande, à notre avis? Car, si le principe sur lequel repose cette méthode
est vrai, elle sera beaucoup plus efficace dans les affections aiguës que
dans les affections chroniques où,
trop souvent, la nature est impuissante à réagir.

M. Bouchardat a été du reste bien
mal inspiré, car c'est, en effet, surtout dans les affections chroniques
que l'homéopathie est impuissante;
nul d'entre les homéopathes ne nous
contredira, assurément, quand nous
affirmerons que les doses infinitésimales qui peuvent, nous le reconnaissons, par leur dynamisme, agir

utilement lorsqu'elles sont Homéodynamiques, restent presque toujours impuissantes dans les affections chroniques.

Nous ajouterons que, dans les affections aiguës compliquées, leur
insuffisance n'est pas moins démontrée.

La loi de similitude fonctionnelle découle *des faits physiologiques* et *des faits
thérapeutiques*, elle est en *rapport parfait* avec les *crises spontanées* qui guérissent les malades sans le secours
de l'art et qui sont déterminées par
la *puissance médicatrice* de la *nature
seule;* elle est en complète harmonie
avec les cures magnétiques qui favo-
risent, au plus haut degré, les mou-

vements naturels équilibrants, elle sort des entrailles même de l'observation. Pour être d'accord avec cette loi, on ne doit donc étudier l'action des médicaments qu'au point de vue de la *destruction* et de l'*élimination des éléments morbides*, au point de vue des secours de similitude finale qu'ils procurent aux actes équilibrants.

Lorsque Hahnemann recherchait la spécificité similaire des médicaments, il était bien près de trouver *la loi de similitude vraie ou fonctionnelle* qui est opposée à la spécificité pathogénétique. Il n'avait qu'à abandonner la spécificité du mal marchant dans le sens des résonnances sympathiques, pour s'en tenir à l'action spécifique marchant dans le sens des actes équilibrants. Cela lui eût permis de ne pas repousser les agents qui neutralisent et éliminent directement les éléments morbides moléculaires, les humeurs altérées, corrompues, les virus, les miasmes, etc. Il n'aurait alors conservé, dans sa thérapeutique, que des agents marchant dans le sens de la guérison, dans le sens de la spécificité synergique ou réactionnelle.

La médecine, la thérapeutique vraies étaient, dès cet instant, instituées sur des principes certains, sur la loi naturelle.

Il fallait reconnaître une trinité pathologique, dégager du groupe des symptômes ces trois éléments :

1.° *L'élément morbide;*

2° *L'élément des résonnances sympathiques;*

3° Enfin, *l'élément réactionnel équilibrant.*

Nous devions tout d'abord signaler les erreurs de Hahnemann, notamment en ce qui concerne son interprétation de la loi de similitude; nous nous occuperons ultérieurement des applications qu'il en a faites.

Quoi qu'en puissent dire les ennemis de Hahnemann il a, malgré ses erreurs, répandu, dans le monde, l'idée d'une loi qui devait se dégager, tôt ou tard, dans toute sa pureté; il a conservé l'idée de la force vitale, de la force de réaction. En voilà bien assez pour que nous lui témoignions notre reconnaissance et pour expliquer la résistance efficace que son école a opposée aux mesquines attaques de l'école de la lésion et de l'autonomie cellulaire.

Notre travail sera divisé en deux parties : la première sera consacrée à l'étude des forces vitales, de leurs diverses manifestations et de leur action sur l'économie dont nous ferons connaître les éléments constitutifs.

Nous dirons, dans cette première partie, en quoi consiste la santé et la maladie et de cette étude, basée sur *l'exacte observation des faits*, se dégagera la loi Homéodynamique.

Dans la seconde partie, nous exposerons cette loi et nous nous livrerons à une étude comparative de l'Homéodynamie, de l'homéopathie et de l'allopathie, dans leurs principes et surtout dans leurs applications; nous formulerons, enfin, les principes de la vraie thérapeutique.

PREMIÈRE PARTIE

PREMIÈRE PARTIE

Comment, après tant de découvertes scientifiques, expliquer un doute aussi tenace à l'endroit des principes généraux? Le scepticisme est, de toute part, à un degré tel que les champions opposés n'ont plus le courage de défendre leurs théories, qui restent abandonnées à l'appréciation plus ou moins consciente des gens du monde.

Si on se préoccupait du sort fait

'aux novateurs, on serait tenté de garder pour soi la vérité qu'on a eu la chance de découvrir. Cependant ne devait-on pas supposer que cette quantité innombrable de faits acquis par l'activité infatigable de l'esprit humain conduirait tôt ou tard à un résultat utile? Si les théories sont insuffisantes à expliquer les faits nouveaux avec lesquels elles sont plus ou moins en contradiction, est-ce une raison pour ne pas chercher à relier les faits dans une synthèse rationnelle basée sur les principes généraux acquis par la science!

En général, on se contente des faits dont on doit l'observation à son initiative personnelle, au lieu de les rattacher à ceux acquis par d'autres; chacun se crée une théorie médicale basée sur un fait particulier, on ramène tous les faits étrangers aux principes de sa théorie, et, de là, naissent toutes les spécialités qu'une doctrine synthétique pourra seule élever à la hauteur d'une véritable science.

Il fallait donc *de toute nécessité fonder une doctrine positive basée sur une loi générale* qui mît l'accord entre les faits observés et en donnât l'explication. La physique transcendante avait déjà découvert un grand nombre de lois assez générales pour relier, entre eux, un certain nombre de ces faits; mais ces lois n'avaient pas encore jeté assez de lumière sur les principes de la médecine, qui, plus que jamais, attendait *sa véritable loi.*

On connaît, du reste, les contradictions qui se rencontrent à chaque instant dans la pratique. A quoi tiennent ces contradictions? A une ignorance presque complète de l'état *pathologique, de la maladie*, en un mot.

On n'est pas fixé sur la cause du mal dont on dédaigne souvent la recherche; sur les rapports qui existent entre l'état morbide, ses causes, ses manifestations, ses résultats; on s'imagine que la maladie est une individualité vivant dans l'économie; que cette individualité est soumise à d'autres lois que celles qui régissent l'économie elle-même, tandis que la maladie n'est en réalité que *l'homme malade* (1), le trouble de *ses*

(1) Ce mot est pour *malabde* comme le prouvent le provençal *malapte*, le vieux français *malabde* et l'italien *malattia*, maladie (avec *tt* pour *pt*). Il reproduit l'expression latine *male aptus*, mal disposé, indisposé, et implique un

éléments et de ses *groupes constituants.*

Avant donc de chercher à connaître la maladie, il faut bien connaître l'homme à l'état sain, le décomposer en ses éléments divers et en ses groupes constituants ; or, l'étude consciencieuse des faits psycho - physiologiques, hypnotiques, électro-biologiques, nous a prouvé que l'être humain est composé de trois éléments, de trois groupes principaux qui donnent naissance à des sous-groupes que nous n'avons pas à examiner ici.

Ces éléments sont par ordre d'importance :

1° L'âme, ou force vitale du premier degré ;

---

désordre dans la coordination des éléments fonctionnels avec le terme de la fonction.

2° Le fluide nerveux, force vitale du second degré;

3° Enfin la matière organique.

Ces trois *modalités substantielles* et *solidaires* font de l'homme un *tout complet*. Aucune cause interne ou externe n'a pu et ne peut modifier un de ces groupes principaux sans modifier du même coup les groupes qui lui sont associés. La santé est l'harmonie entre ces principaux groupes et entre les sous-groupes qui en dérivent. C'est donc l'harmonie même du composé qui est atteinte, lorsqu'une cause vient à frapper l'un ou l'autre, ou plusieurs de ces groupes simultanément.

La maladie n'est donc pas, pour nous, une *individualité autre que l'individualité malade plus ou moins entachée de parasitisme*. On voit déjà que la maladie est un fait, tout aussi naturel que la santé, puisque l'une et l'autre ne sont que des *modifications du composé humain*.

L'homme étant connu à l'état sain, on pourra se rendre compte de l'homme malade. L'homme sain est l'homme normal, l'homme malade est l'homme anormal.

L'homme est donc pour nous une *unité ternaire*. L'âme est unie aux organes par l'intermédiaire du fluide nerveux; elle est, dans l'homme, l'analogue du positif en électricité; la matière est l'analogue du négatif; le fluide nerveux représente l'état neutre, qui procède de l'un et de l'autre.

Empressons-nous de noter, ici, que l'appareil nerveux n'est nullement indispensable à l'action de l'âme sur les organes.

Dans les conditions ordinaires, le fluide nerveux est impressionné par l'âme d'une façon variable, en rapport avec sa répartition dans l'économie. Le fluide nerveux a pour conducteurs ordinaires les nerfs et les centres nerveux (cerveau, plexus) pour appareils de tension et d'ordination. Le fluide nerveux transmet aux organes les ordres de l'âme, leur fait exécuter ses volontés. Le même fluide apporte à l'âme les impressions venant des organes et du monde extérieur.

Dans certains départements de l'économie les fonctions s'exécutent sans que l'âme ait conscience de son influence sur leur accomplissement. Il est des fonctions dont nous ne pouvons constater l'exécution à l'aide de nos sens; il en est de même de certaines impressions transmises vaguement à l'âme et dont on ne reconnaît pas l'utilité de transmission. On remarque aussi, dans l'économie, des phénomènes mixtes, où l'action volontaire et l'action involontaire sont simultanées.

Il existe des phénomènes de relation et des phénomènes végétatifs qui semblent se confondre.

C'est le fluide nerveux qui transmet aux membres les ordres de l'âme et apprend à celle-ci que ses ordres sont exécutés; il lui apporte aussi les impressions des sens. Souvent, des mouvements sont exécutés sans que l'âme ait conscience de les avoir ordonnés; ces mouvements semblent soustraits à son appréciation.

Le fluide nerveux semble présider au travail intestinal, à la formation du chyle, à son mouvement vers le cœur. De ces actes, l'âme ne paraît avoir nullement conscience dans l'état ordinaire des choses. L'intelligence, l'ordre qui préside à tous ces mouvements indique assez que la force nerveuse est dirigée, dans chacun d'eux, par un principe spécifique consubstantiel de l'âme elle-même (1).

Si, ce qui arrive souvent, la force nerveuse abandonne en trop grande quantité le département de la vie ganglionnaire pour aller au secours de l'âme intelligente et passionnelle,

(1) Bien qu'elle constitue un tout rigoureusement *un*, l'âme embrasse dans son unité complexe non seulement toutes les énergies inétendues qui se trahissent par les phénomènes de la sensibilité, de l'intelligence et de l'instinct, mais encore les énergies immatérielles qui dirigent la formation des organes et président à leurs fonctions.

les actes végétatifs languissent; si l'âme vient au secours de la force végétative, les fonctions animiques languissent à leur tour, tant la dépendance des deux systèmes nerveux, celui de la vie animale (céphalo-rachidien) et celui de la vie végétative, est intime et universelle.

Nous avons observé dans nos traitements Homéodynamiques, que si, dans un organe de triage des matières premières, le travail ne s'accomplissait pas convenablement, le fluide nerveux s'y portait pour rétablir l'ordre.

Nous avons remarqué, de plus, que si la force nerveuse n'avait ni la puissance ni le temps de rétablir promptement l'état normal, elle revenait périodiquement à la charge après avoir rempli ses propres devoirs .envers ses fonctions et ses organes spéciaux.

Ce fait nous a expliqué la périodicité des crises spontanées, des états fébriles qui, latents ou apparents, accompagnent les états pathologiques.

On n'a malheureusement pas encore bien compris ce fait, et, trop généralement, on regarde la fièvre comme un état essentiellement morbide que l'on doit combattre d'une façon directe, ce qui est une grave erreur.

La physiologie, la psychologie, nous révèlent, dans l'homme, une puissance que l'on peut modifier directement, sans action apparente sur les organes.

La physique et la chimie ont suffisamment démontré l'existence de l'agent nerveux ; c'est principalement à l'étude de la catalepsie, de l'extase, de l'insensibilité produites, à volonté, sur certains sujets, et de bien d'autres observations physiologiques que nous devons de connaître les allures de l'âme et de la force nerveuse.

Les faits de cet ordre, que nous avons reliés entre eux, nous ont suffi pour édifier une physiologie rationnelle et pour découvrir la loi fondamentale de la physiologie et de la thérapeutique, la loi de *similitude fonctionnelle*, ou *Homéodynamique*.

Tel qu'il est, en réalité, et tel que nous l'avons défini, l'homme est modifiable de diverses façons et par des causes multiples.

Ces causes sont d'ordre moral, d'ordre physique, d'ordre chimique, météorologique, astronomique, etc.

Nous avons dit que la santé est constituée par l'ordre et la disposition normale des groupes constituants : *âme, force nerveuse, organes,* la maladie ne peut donc être que le contraire de la santé, c'est-à-dire un désordre, une disposition anormale des groupes constituants.

L'harmonie, chez l'homme, est mobile, constamment relative et plus ou moins détruite et reconstituée.

Nous vivons dans un monde où l'existence, les relations sont trop difficiles pour y trouver une harmonie parfaite. Nous avons le sentiment de cette harmonie, nous y aspirons; C'est dans ce sentiment que nous puisons l'espérance.

La maladie, chez nous, doit donc être relative comme la santé.

C'est en admettant l'étroite corrélation du fluide nerveux, de l'âme et des organes, que nous pouvons nous rendre compte de l'hérédité et de la reproduction de l'espèce. Par l'âme, l'homme se met en rapport avec les autres âmes; par le fluide nerveux, il se met en rapport avec les forces cosmiques, par l'intermédiaire des poumons; il se met aussi en rapport avec la substance cosmique par l'intermédiaire des aliments.

De même que toute autre substance, la substance humaine, en mode quelconque, est susceptible d'expansion et de contraction correspondant à la santé et à la maladie. Une moyenne dans l'expansion et une moyenne dans la contraction constitue l'état normal ou anormal.

L'âme est mobile comme le fluide nerveux, comme la matière.

Toute modification de l'âme, de la force nerveuse, de la matière suppose une cause, un déterminatif d'expansion ou de contraction.

L'homme normal n'a pas en lui la disposition à la maladie, il n'en a que la possibilité.

La vie est une sorte d'élasticité, de fluctuation de notre économie entre la santé et la maladie. Cette élasticité de notre vitalité nous rapproche logiquement des autres corps de la nature et des lois de la physique générale.

Par son élasticité variable, l'âme évolue dans les limites de ses sériations, de ses groupements d'organisations progressives et perfectibles.

Par son élasticité variable, la force

nerveuse évolue dans ses sériations nerveuses, fonctionnelles et organiques également progressives et perfectibles.

L'homme, par l'élasticité évolutive de ses éléments, peut donc marcher vers le bien et le mal, vers la santé, vers la maladie. Toutes les évolutions des groupes constituants de l'économie sont relatives et solidaires.

De cette solidarité naissent les accidents infiniment variables auxquels les médecins de l'âme et du corps sont appelés à remédier.

Comme le milieu peut modifier nos modalités substantielles et leur faire dépasser les limites de notre élasticité normale, il faut que nous soyons toujours en garde contre les attaques du milieu, et pour cela que nous soyons toujours dans le meilleur état d'équilibre possible; il faut qu'il y ait, en nous, harmonie entre les facultés de l'âme, harmonie entre les groupes nerveux, harmonie entre les groupes organiques et que tous ces groupes, qui, par leur ensemble, constituent l'économie, soient, entre eux, également en bonne intelligence.

Car, ne l'oublions pas, la perturbation de l'un ou l'autre de ces groupes, entraîne une perturbation des autres associés.

Une seule modification de l'âme, due à un acte de volonté, peut produire la modification la plus considérable des groupes fluidiques et moléculaires. On en trouve un exemple frappant dans les transformations considérables que certains Fakirs indiens font subir à leurs membres par un acte de volonté. Une action anormale de l'âme produit une modification nerveuse anormale, qui, elle-même, trouble le sang et la matière organique que le sang est chargé de transformer; si, par la volonté, l'âme retire ses rayons de certains organes, le fluide nerveux suit le retrait de l'âme et le sang imite ses deux chefs de file. Les organes, alors abandonnés par leurs moteurs vitaux, ne sont plus soumis qu'à l'influence des forces physico-chimiques et se rapprochent des conditions de la matière inorganique.

La conséquence dernière d'une action prolongée de l'âme peut donc être une lésion organique des plus considérables.

Un exemple des faits dont je parle,

rapporté par M. Serguéyeff (1), est
des plus concluants; il montre l'an-
kylose complète du bras tenu élevé
parallèlement à l'axe du corps sans
plus pouvoir abandonner cette position. Ce résultat matériel, remar-
quons-le bien, est produit sans
cause extérieure à l'individu, sans
disposition morbide préalable, il est
donc on ne peut plus propre à faire
comprendre toutes les modifications
des fluides, des liquides et des solides qui peuvent se produire entre un
acte initial morbigène de la volonté
et une lésion organique consécutive
quelconque. Il y a plus, c'est qu'il
n'est pas même nécessaire que l'âme
agisse par la volonté. Involontai-

(1) *Ébauche de Philosophie médicale*. Paris, li-
brairie A. Frank, Alb. Hérold, successeur.

rement, une modification de l'âme peut très bien donner la mort; le fait est rare, mais il est certain, il s'est produit à la suite d'une joie ou d'une douleur trop vivement ressentie. Ainsi donc, et j'appelle fortement l'attention du lecteur sur ce fait, la dissolution, la désunion des groupes constitutifs de l'économie peuvent être la conséquence d'un simple trouble de l'âme.

Dans la joie, l'âme et le fluide nerveux s'épandent de même qu'ils se concentrent dans la douleur.

S'ils s'épandent trop, il n'en reste plus assez pour le jeu des organes centraux qui se ralentit.

Si l'âme et les fluides se retirent trop dans les centres, le même résultat peut se produire pour les organes périphériques, et cela à des degrés variables jusqu'à la mort.

Si, comme le fait très judicieusement observer M. Serguéyeff, au delà de quarante-huit mille vibrations et au-dessous de seize, le son n'existe plus pour l'oreille, de même au delà ou en deçà d'une certaine expansion, et d'une certaine contraction de nos principaux moteurs, le cœur et les organes cessent d'être animés. L'agent nerveux a donc une moyenne d'oscillation rayonnant dans tous les sens, pour tous les organes, pour chaque molécule. Tous les organes sont plus ou moins animés par l'âme et le fluide nerveux.

Le sang est le condensateur des forces vitales qui acquièrent, dans les centres nerveux, leur plus grande puissance; les nerfs soutirent du sang les forces qui lui viennent de l'air et des aliments. Chaque molécule soutire aussi ces mêmes forces directement, sans l'intermédiaire des nerfs, fait très important à connaître en psycho-physiologie et en thérapeutique. Les forces prises par certains nerfs vont se perfectionner dans les centres nerveux et animiques qui renvoient aux organes ces forces sublimées et ordonnées pour les usages de la vie de relation entre l'âme et les organes, entre l'âme et le monde extérieur. Les plexus nerveux sont des modérateurs qui s'opposent à des expansions et à des retraits de forces trop brusques et trop exagérés. On rencontre dans les phénomènes extatiques, cataleptiques et autres provoqués, la preuve de la mobilité et des possibilités d'expansion et de retrait des forces vitales. Tous ces états subissent les influences de phénomènes pathologiques et de causes externes les plus variés.

En ce qui concerne les affections héréditaires, nous renvoyons le lecteur aux explications qu'en donne M. Serguéyeff dans son remarquable travail (1).

D'après ce que nous venons de dire au sujet de l'âme et de la force nerveuse, on comprendra que, dans nombre de cas, la modification première d'un état pathologique des plus compliqués, organiquement parlant, sera une perturbation morale.

On comprendra que les troubles

_____

(1) *Ebauche de Philosophie médicale*, déjà citée.

de l'âme nous exposent singulièrement aux attaques du milieu contre
lesquelles nous réagirons avec d'autant moins de puissance que nos
forces morales seront moins bien
équilibrées.

Si l'on tient compte des troubles
fonctionnels et organiques dont la
cause se trouve seulement dans l'é-
conomie; si l'on tient compte de l'influence du milieu sur l'homme, de
celle des mœurs, du croisement des
races, du croisement des dispositions morbides, de leurs greffes les
unes sur les autres, des évolutions
de ces dispositions passant de l'état
morbide latent à l'état morbide pathologique, on verra si la médecine
est abordable pour tout le monde et
si tels ou tels prétendus spécifiques peuvent répondre aux diffi-

cultés des nombreux problèmes pathologiques!

Quel est le premier agent qui pourra remédier aux troubles divers de l'économie?

Ce premier agent, c'est la force animique, c'est elle qui, sous les noms de *nature*, de *réaction*, etc., donne l'élan premier des mouvements spontanés équilibrants.

Si cette force est insuffisante, la réaction est nulle, et les éléments morbides héréditaires peuvent rester latents et, pour ainsi dire, silencieux pendant une génération sans manifestation spécifique aucune, sans états pathologiques de réaction, pour se manifester dans une génération nouvelle. Cela prouve que, chez un individu donné, il peut exister une disposition morbide indéfinie, au point de vue de ses manifestations pathologiques de réaction équilibrante, longtemps avant que le malade et le médecin ne s'en aperçoivent symptômatiquement.

L'action morbide initiale peut être très éloignée de l'état *maladif actuel*.

Ceci doit singulièrement nous tenir en garde contre ces unions qui peuvent imposer sur un nouvel être le cachet embryonnaire de la morbidité.

Des causes morales et physiques multiples agissent donc sur l'homme et le poussent vers les limites extrêmes de ses évolutions normales au delà desquelles il devient malade sous l'influence d'une cause accidentelle quelconque. Nous pensons avoir suffisamment fait comprendre en quoi consistent les forces vitales de l'homme, quelle est leur fonction dans l'économie, ainsi que les conditions de santé et de maladie.

Avant de passer à l'exposition de la méthode Homéodynamique, disons quelle est la finalité, la tendance d'un état morbide, d'un état pathologique donné.

Nous avons vu que nos imperfections morales et physiques prennent naissance dans les troubles de nos groupes constituants par cause interne, ou par suite de l'influence du milieu.

Or, à quoi peuvent aboutir les troubles de notre économie? Ils peuvent, trop souvent, aboutir à la mort prématurée qui interrompt le cours de nos évolutions vitales progressives, dont le but final est la plus-value de l'homme individuel et collectif. La maladie ne saurait donc avoir pour but providentiel d'entraver notre perfectibilité morale et physique.

Nous devons, au contraire, par tous les moyens possibles, chercher à rentrer dans les conditions normales de notre être, revenir à la santé. La santé est donc le *but final* de la *maladie*, qu'il ne faut pas confondre avec la *cause* et les *phénomènes morbides*, distinction qui, comme nous le verrons, a une grande importance en thérapeutique et qui, n'étant pas faite, entraîne dans les erreurs les plus regrettables.

C'est le but de la maladie, la santé, qui place la médecine au sommet de la hiérarchie scientifique.

On rétablira la santé en éloignant, en détruisant les causes morbides qui peuvent être morales ou physiques, internes ou externes et, enfin, mixtes.

Les ruptures d'équilibre peuvent se produire à un degré qui n'en permet ni la conscience ni la constatation sensible. A cet état, elles peuvent être ramenées vers des situations d'équilibres moyens, par le complémentarisme Homéodynamique des oscillations équilibrantes de l'économie et du monde extérieur.

Dans ce cas, les ruptures d'équilibre échappent à notre observation.

Notre définition de l'état morbide donne, comme on peut déjà le voir, une base certaine à la thérapeutique.

Quelles seront les conséquences

pratiques de la composition de l'homme et de notre définition de la maladie?

La trinité de l'homme dans son unité, la variété physiologique dans l'unité vitale, la variété pathologique dans l'unité morbide, nous amènent à la variété des agents curatifs dans *l'unité thérapeutique.*

La triple manifestation de la substance humaine est donc la base de notre doctrine.

Nous avons dit que nous devions à nos travaux et à nos cures Homéodynamiques la connaissance de la composition de l'homme et la découverte d'une LOI qui sera, nous n'en doutons pas, un bienfait immense pour l'humanité.

De même que l'âme et la force nerveuse ne peuvent dépasser impunément certaines limites de concentration et d'expansion, les organes ne peuvent dépasser un certain état de solidité; les liquides, un certain état de densité; les gaz, un certain état d'élasticité. Il faudra donc qu'il y ait, entre les solides, les liquides et les fluides de l'économie, une proportion ordonnée, et que les éléments n'empiètent pas les uns sur les autres, que ces organes produisent et consomment dans des proportions convenables. Que les ruptures d'équilibre viennent de l'âme aux organes par l'intermédiaire de la force nerveuse, qu'elles viennent de causes externes, elles n'en agiront pas moins sur la force nerveuse et sur l'âme pour déterminer la maladie.

Quel sera donc le rôle du médecin

en face des complications que nous venons d'indiquer?

Dans les ruptures d'équilibre moyennes, l'action médicatrice aura peu de chose à faire, la réaction équilibrante spontanée fera les frais de la guérison.

Si les trois éléments, ou plutôt les trois groupes principaux sont affectés, le médecin agira sur ces trois éléments et cherchera, en eux et en dehors d'eux, toutes les ressources nécessaires. Il s'adressera d'abord à l'âme qui a des ressources infinies et qui agit sur la matière avec une puissance incalculable, au point de réorganiser une matière en voie de dissolution avancée et de guérir les lésions organiques diverses. Le fait n'en est pas moins certain, bien qu'il paraisse invraisemblable.

Si les organes ont une tendance trop prononcée à la solidification, s'il y a prédominance de liquidité et de gazéité, des obstructions de toutes sortes, on fera disparaître les obstacles. On s'assurera le concours des grandes voies d'élimination et l'on verra les équilibres se rétablir dès qu'on leur en offrira la possibilité.

On surveillera les influences du milieu.

On mettra les poumons, les organes nutritifs en état d'accaparer des forces pour la réaction équilibrante et la guérison; on s'adressera à tous les agents physiques et chimiques capables de concourir au but final.

Les agents thérapeutiques seront employés dans l'ordre qui correspondra le mieux à la demande de l'économie, et on ne perdra jamais de vue la loi *Homéodynamique* qui régit le rétablissement des équilibres aussi bien que la création; on étudiera, surtout, avec le plus grand soin, la psycho-physiologie, *sans laquelle aucune connaissance sérieuse n'est possible en médecine.*

A l'aide de ces connaissances acquises, on saura diriger la force vitale et obtenir des résultats prompts et souvent difficiles, impossibles même par d'autres agents.

On saura polariser cette force, en vue de travaux économiques modificateurs des plus intéressants.

Les modifications produites à l'aide de la force nerveuse, bien dirigée, une fois les obstacles grossiers enlevés, suffiront, dans un grand nombre de cas, pour produire une guérison qui paraissait impossible.

On voit que l'action du médecin est triple comme la substance humaine; qu'il doit savoir agir sur l'âme, sur la force nerveuse et sur la matière organique.

On comprend, dès lors, l'imperfection du système des Stahl, des Van Helmont, et d'autres des plus illustres qui, malgré leur beau génie, n'ont pu parvenir à arracher la médecine à l'impuissance où on la voit réduite encore de nos jours.

Le spiritualisme, de même que le vitalisme et le matérialisme exclusif, sont fragmentaires; ils négligent deux angles du triangle pour ne s'occuper que de celui qui les a le plus frappés. Nous ferons voir ailleurs, dans une étude de la substance cosmique, qu'elle a reçu de Dieu une puissance indéfinie de sériations, de différentiations, laquelle donne naissance aux variétés de la création et se trouve, sur tous les plans, soumise à la *loi Homéodynamique*.

L'hygiène et la médecine auront donc pour objet de prévenir, d'écarter, de guérir les affections qui nous envahissent de tous côtés et dont les causes sont héréditaires ou accidentelles, affections que la médecine *Homéodynamique* peut *seule* attaquer avec succès et détruire complètement.

L'action thérapeutique évolue donc entre les applications morales et physiques de la loi Homéodynamique. Les phénomènes, de tous ordres, sont reliés, entre eux, par l'analogie et la solidarité; les phé-nomènes sont tous, ainsi, ramenés à L'UNITÉ DE PRINCIPE et à L'UNITÉ DE LOI.

Nous concluons donc en formulant les propositions suivantes :

1° Dans l'ordre moral : libre ar-bitre présidant aux destinées de l'âme et lui permettant le bien et le moins bien.

2° Dans l'ordre fluidique : con-densations et expansions relatives.

3° Dans l'ordre matériel : densité relative permettant aux organes un maximum et un minimum d'har-monie.

4° Même loi partout et présidant à tout.

Tout est possible dans la LOI. L'impossibilité n'existe qu'en dehors

de ses limites et de ses applications.

Nos agents seront divisés en deux
classes principales : les AGENTS DIS-
PERSIFS et les AGENTS CONDENSATEURS; ils
devront tous être employés Homéodynamiquement par voie *d'addition,*
de *soustraction* et de *répartition.*

L'action de ces agents devra s'exer-
cer sur les principes immédiats, les
éléments anatomiques, les tissus,
les organes, les appareils et les
fonctions qui, toutes, ont leur principe et leur siège dans la puissance
animique. Tous ces agents devront
tendre à rétablir les équilibres en
débarrassant l'économie des obstacles issus des modes divers de parasitisme. La théorie et l'expérience
peuvent, seules, nous éclairer sur
leur emploi rationnel simple et com-

biné, et sur leurs effets qui seront plus ou moins efficaces, en raison de la puissance des agents, de la gravité des troubles produits et des lésions organiques.

DEUXIÈME PARTIE

DEUXIÈME PARTIE

Nombre d'écrivains s'imaginent être utiles aux malades en présentant la pratique de la médecine comme étant d'une grande simplicité.

Que n'en est-il ainsi! On ne verrait pas toutes ces dissidences en fait de systèmes et de traitements spéciaux dépourvus de tout caractère physiologique, et ne se rattachant à aucun principe.

Pour fonder la science médicale,

il faut, non pas créer un nouveau système dont le moindre inconvénient serait d'ajouter à la confusion qui existe déjà, mais interroger les faits, les rapprocher, les relier entre eux par l'analogie, en déduire des conséquences rigoureuses; interroger les lois de la physique transcendante, et ne pas s'imaginer que, dans tous les cas, il n'y a qu'à évacuer des humeurs pour que tout rentre dans l'ordre, car ces humeurs, d'où peuvent-elles provenir? Elles viennent du dehors ou elles sont le résultat de l'altération de nos éléments constituants.

Dans l'une ou l'autre hypothèse, il est certain qu'il est urgent d'en débarrasser l'économie en facilitant les sécrétions et les excrétions, dont le trouble leur a donné naissance, en a augmenté la masse et les qualités malfaisantes; mais là n'est pas toute la vérité, là ne se trouve pas la solution complète du problème.

Ces humeurs dont nous parlons sont, dans tous les cas, des transformations, des modifications de nos principes immédiats, de nos éléments anatomiques, de nos tissus, de nos organes, de nos appareils, dont le jeu est destiné à la mise en acte de nos fonctions; mais tous ces éléments ne peuvent être mis en jeu normal ou anormal que par un moteur capable de leur donner le mouvement. C'est donc ce moteur de toute la machine, cet agent principal, ce *substratum* dynamique de toutes les transactions fonctionnelles et organiques qu'il faut envisager avant tout, puisqu'il préside à tous les actes de l'économie, aussi bien en état de santé qu'en état de maladie, et que, sans lui, il n'y aurait pas moyen d'obtenir des mouvements curatifs équilibrants.

Ce sera donc à ce moteur qu'il faudra s'adresser directement ou indirectement pour produire ou seconder les mouvements de l'économie, considérés dans leur ensemble et dans les cas particuliers.

Il faut donc, avant tout, connaître ce premier moteur, l'étudier dans ses allures et dans la loi de ses évolutions.

Ce travail a été fait de la façon la plus remarquable par l'illustre L. Lucas, cet ami si regretté, aux ouvrages duquel nous ne saurions trop renvoyer ceux qui cherchent vraiment à s'instruire et à connaître la nature de nos actions vitales.

Suivant que le moteur vital sera dans des conditions normales, suivant que les forces physiques et chimiques du dehors, introduites en nous avec l'air ou les aliments, seront bien ou mal répartis, on verra se produire des transformations de nos éléments constituants, suffisantes ou insuffisantes, complètes ou incomplètes, normales ou anormales.

Si les forces vitales se trouvent en moins dans certains départements de l'économie, tandis qu'elles sont en excès sur d'autres points, nous aurons une rupture d'équilibre qui produira des troubles dans les sensations, dans les perceptions et dans les actes fonctionnels divers.

Si les forces sont en moins d'une façon absolue, comment, à l'aide des évacuations seules, pourrait-on rendre aux fonctions les forces qui leur font défaut?

Si, à la suite d'une perturbation violente du sentiment, les forces se sont subitement retirées dans les centres en abandonnant la périphérie à une faiblesse consécutive à ce retrait, plus ou moins considérable, croit-on que des évacuations, dont le premier résultat sera de centraliser les forces encore davantage, suffiront pour les répartir entre les organes qu'elles avaient abandonnés?

Si, au contraire, par suite d'une dispersion exagérée des forces vitales, dispersion résultant de sécrétions ou d'excrétions trop considérables, les forces générales ou centrales se trouvent trop affaiblies, pense-t-on qu'une médication évacuante pourra rendre à l'économie les forces qu'elle a perdues et répartir celles qu'elle possède encore? Ne voit-on pas clairement, au contraire, que la médication purement évacuante prolongée serait une nouvelle cause de faiblesse pour l'ensemble et pour les parties périphériques, et que, par une excitation inopportune des organes digestifs, elle pourrait transformer ceux-ci en centre de fluxions diverses, pouvant être suivies d'hémorrhagies du tube digestif et des accidents d'un véritable choléra?

Le fait que nous formulons ici n'est certes pas une fantaisie; il a même jeté le discrédit sur une méthode curative dont les excès seuls sont à redouter.

L'usage des évacuants ne doit donc pas constituer une méthode exclusive; l'emploi de ces derniers doit répondre à une indication précise et bien déterminée. Nous sommes donc bien éloigné de combattre l'administration sage des remèdes évacuants, mais c'était pour nous un devoir de prémunir, de sauvegarder les malades contre les dangers d'une médication spéciale et absolue dans ses applications.

Pour faire encore mieux comprendre les choses, jetons un coup d'œil sur la maladie, soit à l'état aigu, soit à l'état de chronicité. On sera convaincu qu'il n'est pas si facile, si simple qu'on le pense de bien connaître une affection dans tous ses éléments, dans toutes ses indications thérapeutiques, et que de nombreuses années de méditation et d'expériences de toute sorte suffisent à peine pour mettre en lumière cette foule de problèmes pathologiques qui résultent de la diversité des races humaines, des climats, des influences des saisons, des différences d'âges, de sexe, d'idiosyncrasie, des conditions sociales, etc.

Ces conditions ont fait dire : autant d'hommes, autant de sentiments, autant de sensations, et nous ajouterons : autant d'affections diverses ayant un fonds commun, sans doute, mais présentant des nuances individuelles dont le médecin doit tenir grand compte en thérapeutique.

C'est le plus généralement la douleur qui décide le malade à demander du secours. On ne se croit sérieusement malade que lorsqu'on souffre beaucoup, bien que ce soit souvent le contraire. Certains malades ne souffrent plus parce qu'ils n'en ont pas la force; ils sont, par cela même, victimes d'une impuissance de réaction qui peut entraîner les plus graves conséquences, si un traitement rationnel ne vient, au plus tôt, à leur secours.

On rapporte, trop généralement, la douleur à une irritation, à une inflammation de quelque partie de l'économie; douleur que l'on croit devoir toujours combattre par des calmants, des antiphlogistiques de toutes sortes. C'est là une erreur des plus dangereuses.

L'irritation, l'inflammation, ne sont pas des principes de maladie, comme Brown et Broussais ne se l'étaient que trop imaginé : Ces deux états ne sont que des conséquences pathologiques.

Si, par exemple, vous répartissez les forces sur une large surface, leur action sera moins puissante sur chaque partie de cette surface que si elles étaient toutes concentrées sur un point.

Dans ce dernier cas, l'action de ces forces sera trop puissante et deviendra irritante pour le point où elles se sont accumulées; il se produira une inflammation, un travail de suppuration, et toute une série d'accidents divers et de lésions organiques.

C'est donc bien ici la concentration d'un agent actif sur un point restreint, son action polarisante qui est la cause première du mal, non l'irritation, l'inflammation, la suppuration qui n'en sont que les conséquences.

Prenons un exemple qui n'est que trop fréquent au milieu des difficultés de la vie.

Une fâcheuse nouvelle nous impressionne : le sang, les forces abandonnent la périphérie pour se retirer dans les centres, le cœur, les poumons, etc., etc. Qu'arrive-t-il? La peau se décolore, les extrémités se réfroidissent, la respiration s'embarrasse, la circulation se ralentit, une surexcitation des centres se manifeste et se traduit par des mouvements spasmodiques divers, par une syncope, par des troubles digestifs, etc., etc. Une irritation, une inflammation des organes contenus dans le crâne, dans la poitrine, dans l'abdomen, pourra se manifester, de même qu'une hémorrhagie ou la suppression d'une évacuation normale. Dirons-nous, ici, que tous cés troubles consécutifs au retrait des forces dans les centres sont dus à une irritation, à une inflammation primitive? Ce serait pécher contre toute logique et prendre les effets pour la cause.

Sans doute l'irritation, l'inflammation et tous les autres accidents qui en dérivent appellent une intervention de l'art; on doit les modifier d'une façon rationnelle par des agents directs et par des agents indirects répondant aux besoins, aux troubles de l'économie.

Mais ces agents ne seront pas exclusivement de tel ou tel ordre;

ils s'adresseront à tous les éléments
du problème : à l'âme, aux forces
nerveuses déséquilibrées, aux liquides, aux solides de l'économie
qui, tous, participent plus ou moins
aux troubles actuels. L'action rai-
sonnée de ces agents, leur association intelligente et réfléchie répondra à toutes les indications, à la
demande de l'économie; ils marche-
ront dans *le sens de ses mouvements
équilibrants*, tendant à décentraliser
les forces, à remettre les liquides
en mouvement, des centres à la
circonférence, à détendre certains
rouages et à rendre à d'autres les
forces dont ils avaient été privés
et qui ont plus ou moins suspendu
leurs fonctions.

On comprend, qu'ici, des calmants,
des évacuants seuls n'auraient qu'in-

complètement répondu aux indications. L'action sur le moral et sur les forces nerveuses doit donc précéder, ici, l'intervention de tout autre agent.

Les dispersifs, les diffusibles sous toutes les formes, les révulsifs seront parfaitement indiqués et agiront dans le *sens des mouvements équilibrants*.

L'allopathie, l'homéopathie, constituent-elles une doctrine philosophique complète, ou ne sont-elles que la thèse et l'antithèse d'une doctrine synthétique basée sur la loi naturelle?

Ces systèmes ne sont pour nous que des modes thérapeutiques plus ou moins opposés l'un à l'autre, et plus ou moins d'accord avec les besoins de l'économie et les mouvements de réaction tendant à reconstituer les équilibres.

Les mouvements équilibrants de l'économie sont généraux et particuliers; mais, dans tous les cas, ils sont solidaires entre eux et n'ont qu'un but commun, une tendance commune, le rétablissement de la santé.

Ces mouvements sont composés de plusieurs éléments qui constituent l'état pathologique actuel; ils portent le nom de symptômes; les symptômes sont d'ordres différents.

Les uns sont identiques à la cause du mal, ils sont dits *idiopathiques*, les autres sont *sympathiques* et n'ont de raison d'être que leur liaison intime, au point de vue fonctionnel et organique, avec les éléments constitutifs des tissus, des organes, des appareils et des forces qui les animent.

Les derniers, ou mouvements *synergiques*, sont des mouvements d'ensemble parfaitement coordonnés et en harmonie de tendance avec les besoins de l'économie. Ils concourent, avec plus ou moins d'efficacité, au but à atteindre, la reconstitution des équilibres.

Cette distinction des symptômes en trois classes est des plus importantes.

Les agents de l'une ou l'autre méthode curative ne peuvent être rationnels et légitimes qu'autant qu'ils répondent aux tendances équilibrantes de l'économie.

Ceux qui ont suivi, avec soin, les mouvements curatifs spontanés, ceux qui n'ont pas craint de compromet-

tre leur réputation et leur fortune
en traitant les malades par l'action
magnétique, action à laquelle nous
proposons de donner le nom de
psycho-physiologique, ceux-là, dis-je,
auxquels les faits hypnotiques, électro-biologiques, somnambuliques,
cataleptiques, extatiques et autres
sont familiers, savent que les mouvements curatifs de l'économie malade se traduisent par des actes ad-
ditionnels, soustractifs, dilatateurs,
répartiteurs, etc.

Tous ces mouvements, secondés
ou non par l'art, n'ont qu'un but, le
rétablissement des équilibres, c'est-à-
dire le retour à l'état normal.

Par conséquent, tous mouvements,
tous agents thérapeutiques, pour
être utiles, rationnels, légitimes,
doivent avoir même but, même ten-

dance que celle de la réaction spontanée, être *Homéodynamiques*, en un mot.

Que les additions, les soustractions, les répartitions portent sur des actes moraux, intellectuels, physiques, chimiques, sur les fluides, les liquides, les solides, les agents curatifs doivent toujours correspondre à la *tendance des mouvements équilibrants*, être avec eux en état de similitude complète, leur être enfin *Homéodynamiques*.

Ceci posé, voyons si l'allopathie et l'homéopathie agissent dans le sens des équilibrations à effectuer; si l'une et l'autre ne s'écartent pas, plus ou moins, de la loi que nous avons formulée, si, lorsque la guérison arrive pendant leur intervention, cette guérison n'est pas due à une action *Homéodynamique?*

Lorsque Hippocrate disait : « Le vomissement guérit le vomissement, » il n'exprimait qu'une vérité relative en rapport avec un cas particulier consistant en une pléthore humorale, pouvant céder à l'administration opportune d'un agent évacuant; les efforts du vomissement, en comprimant les viscères, en les exprimant, en décentralisant les liquides, en poussant à la peau, en activant la circulation du sang et en le poussant dans les capillaires, peuvent soulager promptement et même guérir complètement un malade dans bon nombre de cas.

On voit qu'ici tout agent capable de seconder l'économie dans ses actes éliminateurs devient *Homéodynamique.*

Lorsque Hippocrate disait : « La plupart des maladies guérissent par le moyen d'agents susceptibles de les produire, » il n'exprimait encore qu'une vérité relative. Sans doute que, dans certaines circonstances données, un médicament capable de rendre un individu malade, peut également, dans un cas donné, en guérir un autre; mais, de la constatation de ce fait, on ne doit point déduire une loi générale.

Avant de traiter un malade, il faut, avant tout, bien définir son affection et savoir que, dans le nombre des faits pathologiques, les uns sont les vrais éléments morbides, ceux qui engendrent tous les accidents consécutifs, tandis que d'autres faits, également pathologiques mais non morbigènes ou causes de troubles

actuels, sont, au contraire, curatifs,
thérapeutiques spontanément, en ce
sens qu'ils sont l'expression de la
réaction de l'économie contre les
éléments ou les agents perturbateurs
de l'ordre, et sont nécessaires pour
le rétablissement des équilibres, des
harmonies de la symphonie vitale.

Un exemple nous fera bien comprendre. Une épine est introduite
dans les chairs; il y a chaleur, rou-
geur, tumeur, douleur; les parties
situées autour de l'épine s'engorgent
de plus en plus, la fièvre s'allume,
etc.; croyez-vous que tous ces phénomènes puissent être qualifiés de
morbides! Ils sont tout simplement
pathologiques.

On voit bien, dans ce cas, que
l'épine, seule, doit être considérée
comme élément morbide : ici, la vé-

rité saute aux yeux. C'est bien contre la présence de ce corps étranger que l'économie s'insurge pour en produire l'expulsion.

L'affluence des forces, du sang, de la lymphe autour de cette cause morbide ont pour résultat prochain de la ramollir, de l'étreindre, de la presser de tous côtés et de la chasser hors de l'économie, résultat final auquel tendent tous les efforts actuels.

Si ce corps étranger ne peut sortir par la voie qui lui a livré passage, la suppuration arrive bientôt, qui ramollit l'épine ainsi que les tissus voisins et lui fraie une voie nouvelle par où elle sortira avec le produit de l'inflammation.

Fera-t-on, ici, de la médecine rationnelle en se contentant d'employer des calmants de toute sorte, en cherchant à arrêter la fluxion, le gonflement, l'inflammation, la suppuration, la fièvre! Mais nous avons déjà vu que la plupart de ces états pathologiques concourent à la guérison.

Une main habile qui arrachera l'épine sans se préoccuper beaucoup des symptômes, dont elle comprend la raison d'être, répondra seule à l'indication en enlevant la cause de tous les troubles actuels. Aussitôt la douleur se dissipe, la fluxion diminue, la résolution s'opère et tout rentre dans l'ordre insensiblement.

L'art, ici, d'accord avec le bon sens et le raisonnement, a compris la demande de l'économie, sa réaction nécessaire et non réfléchie; il n'a pas confondu *l'élément morbide*

avec les *phénomènes pathologiques,
sympathiques, synergiques;* il n'a ajouté
à l'économie aucun *élément morbigène*
ou *pathogénétique* nouveau capable
de compliquer l'état actuel, sous
prétexte de le guérir; il s'est, tout
simplement, contenté de répondre
aux mouvements de *réaction expulsive*
de l'économie par des moyens de
même tendance et par conséquent
Homéodynamiques.

Voilà la *vérité,* la *loi de la thérapeutique curative tout entière,* voilà le
salut des malades.

Ainsi donc, apprenons, avant d'employer un remède quelconque, à bien
distinguer les *éléments morbides* des
phénomènes pathologiques, sympathiques
et *synergiques,* les accidents primitifs
des accidents secondaires et ter-
tiaires; de cette façon, nous pour-

rons, avec connaissance de cause, combattre les éléments morbides en secondant l'économie dans ses mouvements équilibrants, sans nous exposer jamais à frapper sur le malade, tout en voulant frapper sur le mal.

Passons à un autre exemple : le traitement du choléra par l'emploi de l'hellébore. Hippocrate combattit avec succès les vomissements et les selles d'un cholérique, à Athènes, à l'aide de ce médicament. Comment expliquer l'action et le résultat heureux de l'emploi de cet agent?

L'hellébore fait partie de cette classe de médicaments que nous appelons *dispersifs*, c'est-à-dire qui tendent à rétablir le mouvement des sécrétions et des éliminations; or ce médicament, en portant à la peau et en excitant la fonction des reins, toujours plus ou moins troublée dans cette terrible affection, décentralisa les forces en retrait du côté des organes digestifs, reporta les fluides du centre à la périphérie, et comme l'économie, accablée par une centralisation morbide consécutive à des causes diverses, et notamment à un trouble des fonctions de la peau, des reins et des organes digestifs, demandait une décentralisation libératrice, l'hellébore répondit à son appel, les vomissements, la diarrhée, cessèrent, et le malade fut sauvé par l'action *Homéodynamique* d'un médicament rationnellement administré.

Que devons-nous penser de l'opinion de Stahl, lorsqu'il prétend : « que la règle admise en médecine

de traiter les maladies par des remèdes contraires ou opposés aux
effets qu'elles produisent, est complètement fausse et absurde, et que
les maladies cèdent aux agents
qui déterminent une affection semblable ».

Cette proposition absolue prouve
une connaissance incomplète de la
maladie; elle découle d'une fausse
interprétation des faits. On retrouve
encore, ici, cette confusion regret-
table des éléments morbides avec
les autres états pathologiques qui
leur sont étrangers, mais auxquels
ils sont étroitement liés; on énu-
mère tous les faits pathologiques,
on les confond tous sous la déno-
mination de *symptômes morbides*, et
on les traite tous comme s'ils étaient
la cause de la maladie et la cons-

tituaient, chacun pour sa part.

Voilà, répétons-le toujours, voilà
la cause des erreurs du diagnostic
et des mécomptes, sinon des mé-
faits de la thérapeutique.

Il y a toujours, dans toute affection,
une ou plusieurs causes morbigènes
et une demande de l'économie, un
appel au secours, une tendance
équilibrante à laquelle il faut répondre *Homéodynamiquement* en enlevant la cause, lorsqu'elle existe
encore, et en modifiant ou en détruisant ses conséquences *d'une façon
rationnelle.*

Nous avons dit que les équilibres
se rétablissent par voie d'addition
et de soustraction et aussi par des
mouvements dilatants et répartiteurs
des forces et des liquides.

La substance organisée se présentant sous divers états dynamiques ou fonctionnels, moléculaires ou organiques, la thérapeutique ne saurait consister uniquement en des additions et des soustractions dynamo-moléculaires. Certaines affections, nous l'avons dit, sont le résultat de concentrations initiales des fluides et des liquides de l'économie sur un point donné.

. Ces concentrations appelées aussi polarisations donnent lieu à une foule de phénomènes pathologiques locaux et généraux. Il y a suractivité des parties surchargées, et parallèlement, simultanément, diminution dans l'activité fonctionnelle et organique des parties privées d'une quantité quelconque de leurs éléments dynamo-moléculaires normaux. La suractivité amène une exagération de la sensibilité et un plus ou moins grand nombre de phénomènes sympathiques et synergiques qui compliquent l'état pathologique et constituent le caractère général de l'affection actuelle, caractère dont l'ensemble et les éléments appelleront l'intervention équilibrante et *Homéodynamique* de l'art pour seconder la réaction curative.

L'abus du travail intellectuel, par exemple, produira la surcharge fluidique et sanguine du cerveau, laquelle aura pour conséquence une augmentation de chaleur locale; un ralentissement de certaines fonctions, de certains actes organiques, et, entre autres, le refroidissement des extrémités ainsi que l'atonie des viscères abdominaux.

Trouvera-t-on mauvais, ici, que, pour remédier aux effets de l'exagération du travail intellectuel, nous ayons recours à des moyens contraires à ceux qui les ont déterminés?

L'économie demande avant tout, pour le rétablissement de ses équilibres, la décentralisation, la dépolarisation fluidique et sanguine du cerveau, le rappel du sang et des forces vitales du côté des intestins et des extrémités. Nous répondrons donc à la demande de l'économie, en employant des révulsifs qui agiront en sens contraire des causes morbigènes, en déterminant des effets opposés à ceux qui existent du côté des centres intellectuels et cela par une action contraire à celle qui produisait et entretenait ces effets.

C'était donc encore dans ce cas la relation, la filiation de cause à effets qu'il s'agissait de bien saisir afin de modifier ceux-ci en modifiant celle-là.

Que servirait-il d'énumérer les phénomènes pathologiques si, par le raisonnement, la logique, le bon sens, on n'établissait pas, nettement, les rapports qui les unissent?

En agissant, comme nous le faisons, on ne s'expose pas à comprendre les phénomènes de sympathie et de synergie réactionnelle au nombre des éléments morbides. Les phénomènes sympathiques ne sont que des résonnances fonctionnelles et organiques, des actes de correspondance, de corrélation dynamique; en faisant cesser la cause des accidents primitifs qui les déterminent, ils n'ont plus de raison d'être, pas plus que les actes de synergie réactionnelle équilibrante.

Chacun connaît l'influence des ligatures trop serrées, sur la circulation, la respiration, et, consécutivement, sur les actes de nutrition, les sécrétions, etc.

Les nombreux phénomènes qui en sont la conséquence céderont-ils à l'emploi de moyens marchant dans le sens de la cause morbide et capables d'entretenir la gêne due à la compression? Ils ne céderont, évidemment, d'après la logique et le simple bon sens, qu'à une action contraire à celle de la cause morbide, action qui rendra aux fonctions et aux organes leur entière liberté.

La réfutation des systèmes qui agissent dans le sens de la cause morbide et qui combattent les actes

pathologiques considérés comme éléments constitutifs de l'affection, est
tellement simple que nous éprou-
vons, ici, une certaine pudeur à en
montrer la faiblesse; l'erreur n'est
évidemment possible qu'à la suite
d'idées préconçues nées d'un examen
superficiel, mais les conséquences
thérapeutiques d'une telle erreur
n'en sont pas moins regrettables et
environnées des plus grands dangers.

Que penserons-nous, alors, de cette
opinion de Paracelse : *Scorpio scor-
pionem curat*, et de celle-ci du même :
*Neque enim unquam ullus morbus calidus
per frigida sanatus fuit, nec frigidus per
calida, similis autem suum similem fre-
quenter curavit.* « Aucune maladie
chaude n'a été guérie par le froid,

aucune maladie froide n'a été guérie par le chaud, le semblable guérit souvent son semblable. »

Hahnemann n'a fait que répéter ces propositions dans l'exposition de son système. Examinons ce que valent ces affirmations.

Lorsque le froid a glacé nos membres, chassé le sang de la périphérie vers les centres, paralysé une partie de nos fonctions, de nos actes organiques, que faisons-nous? nous exposons-nous encore davantage à l'action du froid? Non, assurément, l'instinct et le bon sens nous font demander à une douce chaleur, dont on augmente progressivement la dose, la guérison des effets dus à une cause réfrigérante. Nous nous gardons bien d'agir dans le sens de la cause morbifique sous le fallacieux prétexte de suractiver, de solliciter une réaction.

Si, au contraire, nous avons été exposés à une insolation trop forte et trop prolongée, à une marche forcée qui a eu pour résultat de condenser, en notre économie, une quantité de chaleur trop considérable, que faisons-nous encore?

Employons-nous des agents dont l'action marche dans le sens de la cause morbide et ne demandons-nous pas, au contraire, à des boissons tempérantes, à un doux ombrage un soulagement aux pénibles effets d'une chaleur exagérée.

Cessons donc, comme on l'a malheureusement fait jusqu'à présent, cessons de croire que la maladie consiste en un certain nombre de phénomènes ou symptômes qu'il ne s'agirait que d'attaquer, plus ou moins inconsidérément, par un ou plusieurs agents dits allopathiques ou homéopathiques ; agents qui, suivant l'un ou l'autre système, devraient agir dans le sens de l'élément morbide représenté par tous les symptômes, ou dans un sens contraire à cet élément.

Il va sans dire que le mot élément est pris ici comme synonyme du groupe des symptômes.

On comprend l'embarras, les tourments de ces médecins consciencieux qui cherchent, avec tant de peine, à résoudre tous ces problèmes pathologiques si ardus, dont la solution attendait la découverte de la loi qui les régit, et on ne sera pas étonné du bon accueil que les plus honorables d'entre eux ont fait à nos modestes travaux.

La loi de *Similitude*, comme nous la comprenons ne s'adresse donc nullement à l'élément morbigène, à la cause morbide, elle est, surtout, bien loin de *marcher dans le sens de ses tendances, auxquelles elle est toujours fortement contraire.*

La similitude d'un agent thérapeutique s'adresse aux mouvements réactionnels de l'économie, à ses mouvements oscillatoires continus, ou intermittents, plus ou moins prononcés, et difficiles à reconnaître, mouvements qui, quelquefois aussi, ne peuvent se produire par manque de forces et par excès de matière morbide.

Les agents n'ont donc et ne doivent avoir pour but que de seconder, d'augmenter, de diriger et quelquefois de provoquer la réaction, soit par voie d'addition, soit par voie de soustraction psycho-fluido-moléculaire.

Ces agents ne font que répondre Homéodynamiquement aux tendances, aux efforts équilibrants de l'économie que l'on doit interroger et comprendre, avant tout, à l'aide d'une analyse rationnelle des états pathologiques qui ne sont que des modifications anormales des éléments constituants de l'économie en voie d'équilibration; modifications plus ou moins entachées d'éléments étrangers ou parasitaires.

Et, quand tous ces phénomènes ont été reliés les uns aux autres, par un enchaînement logique, on a une idée claire de la maladie qui n'est point du tout synonyme de matière ou d'élément morbifique.

Alors on distingue facilement, je le répéterai jusqu'à satiété, les causes de leurs effets, les éléments morbides idiopathiques des actes sympathiques et des synergies ou actes associés en vue d'équilibrations à produire.

On recherche, alors, ce qui est utile à l'économie pour l'aider dans sa lutte contre l'ennemi, on unit ses efforts aux siens, on les soutient, on les dirige, on les augmente, on les provoque, on les modère suivant les cas, mais en agissant toujours *Homéodynamiquement* dans le sens des actes réactionnels *spontanés* et contrairement à l'action des causes perturbatrices morbides, déséquilibrantes.

Lorsque le célèbre Linnée disait : « *Morbus per morbum sanatur* (la maladie est guérie par la maladie), il est certain qu'il n'avait pas une connaissance exacte de la maladie. Pour lui, la maladie était, comme pour tant d'autres, la somme des phénomènes pathologiques observés. Il n'avait pas séparé ces phénomènes en trois groupes comprenant :

Le premier, *les éléments idiopathiques, la cause de la maladie.*

Le second, *les phénomènes de résonnance sympathique.*

Le troisième, *les phénomènes de confraternité fonctionnelle et organique,* mettant les forces de chacun à la disposition de tous et les forces de tous à la disposition de chacun, pour lutter, avec ensemble, contre l'ennemi commun.

Si Linnée avait mieux observé la phénoménalogie des cures sponta-

nées ou autonomiques et synthéti-
ques, il n'aurait pas pris des phénomènes curatifs réactionnels pour des
phénomènes morbides; il eût compris que ces actes, qu'il regardait
comme morbides, guérissaient le
mal réel et n'étaient que des actes
pathologiques curatifs que l'art doit
respecter et ne jamais paralyser et
combattre, sous peine d'éterniser le
mal et de jeter le malade dans la
chronicité ou la mort.

Le mal n'est jamais guéri par le
mal; le morbide par ce qui est cause
de la maladie. Cette manière de voir
est fausse, contraire à la nature, à
la raison, à l'observation, à toute
saine philosophie.

Lorsque Franck disait que les
« les purgatifs guérissent toujours
la diarrhée », sa généralisation d'un

fait particulier vrai l'induisait en erreur.

Il y a des diarrhées dues à la présence d'un élément morbide qu'un purgatif peut éloigner. Ces diarrhées sont une conséquence directe d'une cause morbigène prochaine; il y a entre cette cause prochaine et l'effet produit un rapport direct évident.

Mais il y a des diarrhées sympathiques, puis des diarrhées critiques qui sont l'expression des efforts curatifs de la réaction spontanée de l'économie.

S'imaginera-t-on guérir par des purgatifs une diarrhée consécutive à une irritation des glandes intestinales, causée par un corps étranger quelconque, entretenant un travail local inflammatoire? Jamais, assurément, tout agent purgatif augmen-

terait l'inflammation des glandes intestinales ou du foie, source de la
diarrhée actuelle.

L'évacuation provoquée par l'action spécifique du médicament purgatif pourra bien amener une déplé-
tion intestinale et diminuer, pour un
instant, le flux que l'on veut tarir,
mais on ne l'arrêtera pas complètement tant qu'on n'aura pas détruit
la cause, l'épine inflammatoire située
dans le foie ou ailleurs, épine qui
entretient l'écoulement par l'irritation sécrétoire exagérée des glandes
intestinales.

Et que dire de ces diarrhées cho-
lériformes qui sont dues à un reflux
des liquides de la périphérie vers
les centres digestifs, à la suite de
troubles dans les fonctions de la
peau, troubles et reflux accompa-

gnés d'une perte plus ou moins grande des forces de l'économie, reflux qui ressemble à ce retour de la fumée vers la porte d'un poèle dont le tirage centrifuge est gêné par une cause quelconque?

S'imagine-t-on que, dans ce dernier cas principalement, un purgatif donnera au sujet les forces qui lui manquent pour renvoyer vers la peau ces liquides qui inondent l'intestin par un retrait forcé vers les centres? Le purgatif ici ne fera qu'affaiblir le malade, diminuer la force éliminative de la peau, augmenter l'écoulement diarrhéique, et finira par jeter le malade dans l'épuisement.

Supposons un cas qui se présente fréquemment.

On sait qu'un travail pénible de

dentition se complique souvent de diarrhée.

Traitera-t-on cette diarrhée par les purgatifs? Non, sans doute, pas plus qu'on ne devra la traiter par des moyens capables de l'arrêter subitement. La mort est souvent la suite de l'un ou l'autre de ces modes de traitement. Ni les purgatifs, ni les astringents, ne répondent nullement, dans ce cas, à la demande de l'économie, aux besoins de l'enfant, aux tendances équilibrantes spontanées; en agissant ainsi on ne fait qu'affaiblir l'enfant, en l'exposant aux plus grands dangers; on ajoute une cause de perturbation à celle qui existe déjà et détermine les accidents actuels, dont le danger est moins grand que ceux d'un semblable traitement.

8.

Ce qui répond, dans ce cas, au désir de l'économie, c'est de faire cesser l'irritation due à la sortie pénible de la dent, en ramollissant les gencives, en les incisant même quelquefois, en facilitant la circulation générale et en soutenant les forces du sujet. Ce faisant, on agit, par correspondance, sur l'état de l'intestin dont on modifie l'écoulement avec plus ou moins de rapidité, et cela par l'intermédiaire des relations nerveuses et muqueuses, qui unissent les deux points de l'économie pathologiquement affectés.

Ce n'est donc pas, encore une fois, l'emploi d'agents capables de produire des effets semblables à ceux observés dans le tube intestinal qui constituera une thérapeutique rationnelle, mais l'emploi d'agents *Homéodynamiques* détruisant la cause première ou seconde des accidents; ces agents produiront des effets contraires à ceux de la cause morbide, mais semblables à ceux déterminés par la réaction curative spontanée.

Lors donc que l'on constate une guérison obtenue pendant l'administration d'un agent quelconque, il ne faut pas en conclure que cet agent a contribué à la guérison, par cela seul qu'il détermine une action semblable à celle de la cause morbide; mais il faut chercher de quelle façon il a pu seconder les efforts équilibrants de l'économie et *marcher dans le sens de la réaction, contrairement aux effets de la cause morbide.*

Notre manière de voir a du reste été parfaitement exprimée par M. le docteur Sainte-Marie de Lyon, lorsqu'il a dit, en énumérant des cures homéopathiques :

« Il est certain que nous guéris-
« sons quelquefois en agissant dans
« le sens même de la nature, en
« complétant, par nos moyens, l'ef-
« fort salutaire qu'elle a entrepris,
« mais qu'elle n'a pas la force
« d'achever. »

Aveu précieux auquel il ne manque, pour être entièrement vrai, que de substituer au mot *quelquefois* le mot : *Toujours!*

On voit déjà, par cette citation et par d'autres qui trouveront ailleurs leur place, que beaucoup de médecins ont le sentiment de la véritable loi de *similitude fonctionnelle équilibrante*, c'est-à-dire de la loi Homéodynamique.

Nous trouvons la vérité thérapeutique parfaitement exprimée au seizième siècle dans les œuvres morales de saint Grégoire le Grand : *Similia similibus aliquando curat medicina aliquando contrariis.* « Quelquefois la médecine guérit par les semblables, quelquefois par les contraires. »

Seulement il s'agissait de bien distinguer les rapports de similitude entre les actes pathologiques de réaction et les actes pathologiques morbides.

Dans un embarras des voies digestives compliqué de fièvre, que fait-on? et que doit-on faire, pour répondre aux tendances, aux efforts équilibrants de l'économie?

Ici, on agira *Homéodynamiquement* par les semblables et par les contraires. Je m'explique. Il existe, dans ce cas, des embarras organiques faisant partie des actes pathologiques; survient la fièvre, autre état pathologique qui n'a ni la même nature ni la même tendance que l'embarras gastrique qui l'a déterminée.

La fièvre pour nous est un phénomène pathologique mixte, en ce sens qu'il peut amener des accidents nouveaux, comme aussi contribuer à la guérison en activant la réaction expulsive des organes engorgés.

On agira donc dans le sens des mouvements équilibrants de l'économie, en enlevant, d'une façon quelconque, les obstructions, les engorgements organiques qui ont déterminé la réaction fébrile, et on secondera ces efforts de réaction en n'entravant pas le travail du sang qui, par une condensation plus grande des éléments dynamiques puisés dans l'atmosphère, contribuera à soulever, à détacher et à entraîner au dehors ces perturbateurs des fonctions et des actes organiques.

Ici, comme je l'ai dit, l'action *Homéodynamique* sera double, semblable et contraire : semblable lorsqu'on agira dans le sens de la réaction; contraire lorsqu'on agira contre les matières encombrantes qui ont déterminé la réaction fébrile.

C'est donc à bien juste titre que saint François de Sales exprimait par ces paroles son étonnement à propos des divergences de vues en médecine : « Les médecins métho-
« distes ont toujours eu en bouche
« cette maxime, que les contraires
« sont guéris par les contraires, tan-

« dis que les spagiristes célèbrent
« une sentence opposée à celle-là,
« à savoir : que les semblables sont
« guéris par les semblables. »

Si ce grand esprit eût vécu de
notre temps, nul doute qu'il n'eût
vu dans la médecine *Homéodynamique*
l'aurore de la fraternité scientifique
et médicale.

Nous pensons que les diverses
citations que nous venons de faire
suffisent pour prouver que la loi
Homéodynamique ou de similitude
vraie a été pressentie depuis longtemps déjà.

Ce qui nous étonne, c'est qu'elle
n'ait pas été aperçue dans son caractère de nécessité universelle et
traduite en son expression rationnelle par des intelligences bien su-
périeures à la nôtre.

Si Hahnemann, au lieu de faire porter les actions similaires des médicaments sur les symptômes, indistinctement confondus, par lui, avec l'élément morbide, eût fait porter les actions similaires de ses médicaments sur les actions équilibrantes de l'économie, le problème thérapeuthique serait depuis longtemps résolu.

Il est à regretter qu'Hahnemann n'ait pas assez étudié les cures spontanées et les cures provoquées par le mesmérisme, ainsi que les faits électro-biologiques. La logique des crises, ou mouvements équilibrants, l'eût certainement préservé de l'erreur. Il eût reconnu que la spécificité des agents curatifs ne devait pas s'adresser à la spécificité morbide, mais à la spécificité des fonctions vitales et des actes fonctionnels équilibrants.

Dès lors, la loi de *similitude* eût écarté tous les sarcasmes des écoles rivales. Les découvertes de la science moderne eussent permis aux esprits, les plus réfractaires, de comprendre la possibilité d'action d'une substance considérablement diluée ou atténuée; le dynanisme des virus, des venins, eût aidé à admettre l'action efficace des globules et des dilutions.

La similitude de l'agent spécifique thérapeutique, marchant dans le sens des mouvements équilibrants, eût rencontré des adversaires moins redoutables que lorsqu'on présentait l'action de cet agent comme venant s'ajouter à l'action d'un agent perturbateur.

Que remarque-t-on, en effet, dans les cures spontanées et dans les cures *anthropodynamiques (anthropos,* homme; *dynamis,* force) provoquées par l'art? On remarque des mouvements synergiques ou d'ensemble, produisant des expansions, des dilatations, des détentes organiques, des absorptions, des éliminations, etc. Tous actes suivis, dans un temps plus ou moins prochain, du retour de l'économie vers ses équilibres.

Si MM. Trousseau et Pidoux avaient compris la *vraie loi de similitude*, ils auraient éclairé la thérapeutique d'un bien vif éclat du haut de leur position dogmatique si élevée, et, à l'aide de leur dialectique si puissante, ils ne se seraient pas contentés de dire, dans leurs ouvrages, que « si Hahnemann émit le principe *similia similibus*, il prouva son dire en l'appuyant sur des faits empruntés à la pratique des médecins les plus éclairés. »

Cette déclaration nette ne prouve, à nos yeux, qu'une chose, c'est que les principes de Hahnemann parurent, à ces messieurs, fort acceptables; ils auraient donc été très-conséquents en cherchant à les faire prévaloir dans leur enseignement et à les introduire en pleine Académie.

Enseignement du vrai n'oblige pas moins que noblesse!

Que fait à la vérité cette déclaration hahnemanienne de nos maîtres éminents? Elle n'a pu que jeter la défaveur sur la doctrine officielle régnante et augmenter la confiance du public pour la médecine homéopathique, mais sans dégager l'esprit des étudiants et des praticiens, qui aiment et cherchent la vérité, du doute cruel où ils restent enfermés faute d'une interprétation naturelle, et partant logique des faits, par les corps enseignants.

Lorsque le docteur Barbier dit que, « dans les affections spasmodiques, les remèdes les plus efficaces sont des substances qui, elles-mêmes, ont la faculté de susciter des accidents spasmodiques si on les administre à haute dose », il n'explique pas, le moins du monde, le comment de ce fait et les rapports de similitude réelle entre les agents employés et les faits observés.

Le mot spasme est bien vague, bien indéterminé; il a des significations multiples en pathologie. Le spasme, pour le médecin qui a suivi,

observé, interprété les cures spontanées, n'est point du tout un ac-
cident morbide, c'est un fait pathologique qui concourt, dans de
certaines limites, au rétablissement
des équilibres; c'est une sorte de
gymnastique (nous nous servons de
ce mot pour être mieux compris) une
locomotion curative des organes, un
organo-dynamisme qui répond aux
besoins, au vœu de l'économie, en
dilatant des parties trop resserrées,
en contraignant certains liquides
stagnants à circuler, des matières
incrustantes à se détacher, en réta-
blissant les fonctions de la peau
plus ou moins entravées ou suspen-
dues, en activant l'action des veines,
des intestins, etc.

Si le docteur Barbier était entré
dans l'analyse des phénomènes énon-

cés sous le nom vague de spasme, il eût trouvé, au fond de ces phénomènes, des condensations, des polarisations de forces, de liquides, des brides, des barrages organiques, des contractures musculaires, etc., et, dès lors, il eût pu comprendre que, pour lutter contre ces obstacles, l'économie réclamait des agents de même tendance équilibrante, des médicaments dilatants, dispersifs, des diffusibles, parmi lesquels la belladone, la jusquiame, l'éther, la digitale, l'ammoniaque figurent au premier rang. Ces agents, pour lui, eussent revêtu leur véritable caractère *de spécificité fonctionnelle* et non de spécificité pathogénétique, ce qui est complètement différent; il eût compris que, si ces agents marchent dans le sens de la guérison, cela tient à ce qu'ils agissent dans le sens de la réaction et que leurs effets sont contraires à ceux des causes morbigènes.

L'emploi de certains agents contre certaines affections des voies urinaires, l'urée en particulier, a fait croire qu'ils pouvaient guérir en conséquence, en vertu de leur tendance spécifique à produire, dans l'économie, des effets semblables à ceux de la cause morbide existante. Cette erreur que j'ai déjà tant de fois signalée, mais qu'il faut complètement déraciner, cessera le jour où nos confrères, familiarisés avec *la loi Homéodynamique*, comprendront qu'un agent thérapeutique n'est et ne peut être curatif qu'autant qu'il produit des effets marchant dans le sens de la réaction, au lieu de produire des effets marchant dans le sens de ceux déterminés par une cause morbide. C'est ainsi qu'agit la belladone dans la folie qui résulte d'un transport brusque des forces et du sang vers le cerveau. MM. Trousseau et Pidoux ont constaté, dans ce cas, l'heureux effet de cet agent, et cela se conçoit; il est de la classe des dispersifs des fluides vitaux, des agents de décentralisation; l'action curative de la belladone ne tient donc pas, non plus, ici, à ce que, prise à haute dose, elle peut produire une folie passagère, ni à ce que, comme on l'a pensé, elle produirait des effets semblables à ceux d'une cause morbide; elle ne tient pas davantage à ce qu'elle pourrait déterminer, chez l'homme sain, des symptômes semblables à ceux observés sur le malade; son action curative tient uniquement à ce que, grâce à sa nature dispersive, elle décentralise les forces vitales et le sang en retrait exagéré vers les centres pour les reporter vers la périphérie.

Répétons-le donc encore : jamais ce qui peut produire la maladie ne produira, ne rétablira la santé.

Mais, dira-t-on, nous n'augmentons pas la masse morbide, nous ne faisons qu'introduire dans l'économie un dynamisme morbigène semblable à celui de la maladie, contre lequel nous trouvons que l'économie ne réagit pas avec assez de puissance; nous augmentons seulement le dynamisme morbide pour exciter le dynamisme vital à réagir plus énergiquement contre lui!

D'abord, pour réagir il faut des forces, et ce n'est pas en augmentant les contributions d'un individu qu'on le rend plus solvable.

Ensuite, vous simplifiez beaucoup trop l'état pathologique; vous faites de la cause morbide une entité purement fictive, un point géométrique contre lequel viendrait agir un agent spécifique en excitant le dynamisme réactionnel situé au centre d'une sphère, le point morbide étant supposé situé sur un point quelconque d'un rayon, point morbide que la réaction tendrait à éliminer par une force centrifuge spéciale.

Que n'en est-il ainsi! On verrait la simple impression mentale guérir toutes les affections avec une grande facilité et les intuitifs, les magnétistes n'auraient pas besoin de tant de crises équilibrantes pour ramollir ce qui est trop desséché, pour dessécher ce qui est trop humide, pour dilater ce qui est trop resserré, pour donner du ton à ce qui est trop relâché, pour désobstruer ce qui est farci d'indurations, d'incrustations de toutes sortes, pour dépurer une économie dont les tissus et les humeurs contiennent une quantité, plus ou moins considérable, de matières corrompues et corruptrices.

Non, non, la maladie, la pathologie, le diagnostic, la thérapeutique ne sont pas aussi simples que cela. L'état pathologique est un problème bien autrement difficile à résoudre ; il faut se résigner à chercher tous les éléments morbides du problème, et ils sont souvent fort nombreux.

On peut, par exemple, avoir une peine morale qui s'oppose à l'expansion de l'âme et des fluides et qui concentre le sang et la vie sur certains organes; on peut manquer d'une nourriture suffisante en qualité et en quantité; on peut, en même temps, être exposé aux émanations de miasmes, de gaz délétères; on peut encore avoir des obstructions du foie, de la rate et des poumons; on peut... nous n'en finirions pas si nous voulions énumérer tous les éléments morbides réels, capables de compliquer un problème pathologique. Et remarquez que nous n'avons pas encore parlé des résonnances pathologiques, ni des actes de synergie plus ou moins marqués, tous éléments qui constituent ce que nous appelons la variété pathologique dans l'unité morbide, opposée à la santé, ou variété physiologique dans l'unité vitale; cette variété physiologique normale ou anormale appelle l'unité thérapeutique, et la variété d'agents spécifiques fonctionnels ayant même tendance, même but que les mouvements équilibrants de l'économie développés spontanément, ou provoqués et secondés par l'art. Mais, dira-t-on peut-être, vous faites, ici, la médecine du symptôme et vous nous la reprochez!... Ce reproche ne saurait nous atteindre, car nous ne nous occupons des symptômes que pour en interpréter la signification et en combattre la cause. Nous faisons si peu la médecine du symptôme que nous ne comprenons pas les symptômes sympathiques, ni les symptômes synergiques dans notre groupe morbide. Nous ne combattons les accidents sympathiques qu'indirectement, en combattant leurs causes. Quant aux symptômes synergiques nous ajoutons notre action, nos efforts aux leurs pour atteindre le but que la nature se propose : rétablir ses équilibres et débarrasser l'économie des parasites de toutes sortes qui vivent à ses dépens.

Nous repoussons donc, de toutes nos forces, cette proposition hasardée et dangereuse de MM. Trousseaux et Pidoux, à savoir : « *qu'il est prouvé, par l'expérience, qu'une multitude de maladies soient guéries par des agents thérapeutiques qui agissent dans le même sens que le mal auquel on les oppose.* » Défions-nous d'une manière de voir qui révolte le bon sens, fût-elle appuyée par les raisonnements les plus habiles, les plus spécieux.

Reconnaissons, avec M. Bouchardat, que la plupart des belles découvertes de la thérapeutique et de celles du savant Paracelse en particulier, sont d'accord avec le principe : *similia similibus curantur;* mais n'oublions pas que le rapport de la similitude n'existe pas entre les éléments morbides et les agents thérapeutiques, mais bien entre ces derniers et les actes équilibrants de l'économie qu'il s'agit de seconder.

La similitude fonctionnelle, une fois bien comprise, l'incrédulité de ses adversaires n'aura pas plus de raison d'être à l'endroit du principe des semblables qu'à l'endroit du principe des contraires, pas plus que pour ce qui a trait aux doses infinitésimales. Il faut bien peu de matière pour contenir, condenser une force considérable; et ce peu de substance suffit, dans certains cas, où le dynamisme vital, dérangé dans ses équilibres, constitue, à lui seul, l'état de maladie. Mais il est des cas, bien plus nombreux, la plupart des affections chroniques, pour ne pas dire toutes, où les modifications thérapeutiques ne doivent pas porter exclusivement sur le dynamisme vital et où il faut, de toute nécessité, que la masse du médicament tombe, non seulement sous les sens, mais où il faut qu'elle soit considérable pour fixer ce dynamisme, le retenir lorsqu'il a trop de tendance à s'échapper par une tengente quelconque.

Il ne faut donc pas tenir pour

absurde l'administration des médicaments à très faible dose, mais il faut savoir limiter et préciser les cas où leur emploi est opportun.

Du moment que vous accordez à Hahnemann la légitimité de la loi des semblables telle qu'il la comprend et l'applique, que lui importe votre opinion sur les doses infinitésimales? votre aveu ne fait qu'affirmer votre scepticisme doctrinal et vos critiques acerbes, vos oppositions puériles et illusoires à sa théorie n'ont pas beaucoup diminué le nombre de ses partisans. C'est que, en effet, ce n'est pas avec des sarcasmes que l'on combat des principes, même lorsqu'on les croit faux.

A des principes, il faut opposer des principes, à des faits, des faits, à des raisons, des raisons meilleures.

Si, au lieu de combattre Hahnemann avec l'arme du ridicule, on eût cherché ce qu'il pouvait y avoir de vrai au fond de ses idées, on aurait peut-être découvert, avant nous, la loi de *similitude fonctionnelle* et on aurait compris qu'il ne s'agissait pas de savoir seulement à quelle dose agit tel ou tel médicament, mais de savoir quelle est sa direction thérapeuthique; s'il agit dans le sens de la réaction, du mouvement équilibrant spontané, ou dans le sens des éléments morbides. Si, dans le sens des équilibres, il est plus ou moins curatif, quelle que soit la dose, il est rationnel, naturel, légitime, *Homéodynamique* enfin; si, dans le sens de la cause de l'affection et de ses effets, quelle que soit la dose, il est plus ou moins nuisible, irrationnel,

contre nature, illégitime, hétérodynamique ou contraire aux besoins, à
la demande de l'économie.

Nous avons beaucoup parlé de la
réaction et nous croyons cependant
devoir en dire encore quelques mots :
le mot réaction indique une action
en retour, la tendance d'un corps à
reprendre une position qu'il avait
antérieurement. Plus un corps sera
simple, plus seront simples aussi ses
changements d'état; par contre, plus
un corps sera complexe dans sa
constitution, plus ses changements
d'état entraîneront de complications.

Il est clair que la réaction d'une
barre de fer, composée de molécules
homogènes, un pendule si l'on veut,
qu'on éloignera de sa position verti-
cale ne produira, en fait de réaction
pour reprendre son état antérieur,

que des oscillations isochrones dont l'amplitude diminuera à mesure que la tige se rapprochera de son état de repos primitif. Mais si, au lieu de cela, on prend un mécanisme composé, il est clair qu'il aura plus de peine à revenir à son état ordinaire.

Si un homme fait une chute, voyez quelle série de phénomènes peuvent se manifester, que de troubles peuvent se produire sans parler des fractures, douleurs, contusions, commotions du cerveau, dérangements du foie, etc. Tous ces phénomènes sont des modifications de nos éléments et de nos groupes constituants qui ne reprendront pas aussi facilement leur état primitif qu'un simple balancier.

S'imaginera-t-on, ici, qu'en englobant tous les symptômes pour en faire une maladie spécifique, on répondra au vœu de la nature en cherchant, dans un formulaire, un prétendu spécifique? Je ne pense pas qu'une semblable idée puisse jamais venir à un médecin qui raisonne et n'aime pas à agir empiriquement, sous le respectable mais fallacieux prétexte de jurer sur les paroles du maître et de ne pas s'écarter de ses principes, de ses enseignements.

L'homme raisonnable n'a qu'un maître à trois manifestations : la vérité, la justice, la liberté !...

Si le malade, dans sa chute, a perdu beaucoup de sang et de force, s'il a un épanchement dans la poitrine, si le diaphragme a été déchiré par le poids du foie, etc., croit-on trouver, dans la pharmocopée de

Hahnemann, un médicament qui réponde à ces symptômes et aux secours que réclame l'état du malade?
Et le moral, quel agent pharma-
ceutique le remontera? faudra-t-il
l'impressionner d'une façon pénible
sous prétexte de réveiller ses forces
et de favoriser la réaction? Le bon
sens repousserait une semblable
conduite. Et l'épanchement? Pense-
t-on qu'un médicament qui aurait la
puissance de déterminer un état semblable, sur un homme sain, puisse
en amener la résolution! Non, il
faut abandonner, tout à fait, la *loi des
semblables* de Hahnemann pour la
loi de similitude fonctionnelle; et voyez,
déjà, rien que dans les mots, comme
on reconnaît la différence de l'idée.

Hahnemann dit volontiers : la *loi
des semblables* au lieu de dire la *loi*

de similitude. Un singulier n'a pas toujours la valeur d'un pluriel.

Ainsi, pour nous, *la similitude* au singulier féminin, nous rappelle l'idée *d'une loi unique, universelle*, la *loi Homéodynamique* qui veut que, dès qu'il y a un but utile à atteindre, chacun y concoure dans la limite de ses moyens, de ses fonctions, de ses aptitudes, de ses ressources.

Il y a, dès lors, entente et *similitude de tendance* entre tous les acteurs; le but à atteindre entraîne la mise en acte de la loi de similitude. Et qu'on remarque bien que si l'un des acteurs n'agissait pas dans la direction du but à atteindre, il s'écarterait de la loi, lors même qu'il resterait dans le groupe des acteurs; ceux-là seulement qui marchent vers le but sont dans la loi de similitude. Un obstacle quelconque au mouvement d'ensemble vers le but est contraire à la loi; il devient hétérodynamique.

Que si, en même temps que l'on emploie un spécifique fonctionnel de réaction équilibrante on emploie aussi des agents capables de détruire, de neutraliser, d'enlever l'élément morbide et de modérer les accidents de résonnance sympathique par des agents, des procédés dynamiques équilibrants, on est en pleine thérapeutique rationnelle, on répond complètement à la demande de l'économie par une offre de similitude Homéodynamique.

Il est donc bien établi que la réaction de l'économie est variable en intensité, en manifestations; variété qui est en rapport avec celle des organes et des fonctions, les idiosyncrasies, les constitutions, les habitudes, l'âge, le sexe, les conditions morales, sociales, le milieu cosmique, etc., etc.; ce qui prouve, une fois de plus, que la médecine est un art et une science, puisqu'elle raisonne toujours sur des rapports, et que pour raisonner et connaître ces rapports, elle a besoin et se sert de toutes les connaissances humaines. La médecine est donc la plus complexe des sciences puisqu'elle les embrasse toutes et en suppose la connaissance.

Il devient évident que, dans l'économie humaine, toutes les fonctions, tous les organes, les fluides, les liquides, les solides, sont solidaires et associés en participation dans le travail de la vie, et que l'on ne peut

bien connaître l'histoire d'une fonction et d'un organe si on ignore la
loi qui les régit.

Il faut donc bien connaître les
mouvements d'ensemble pour apprécier, à leur juste valeur, les mouvements particuliers.

Ce qui précède fera comprendre
aux spécialistes de toutes sortes que
l'étude d'une fonction et de ses outils
ne peut être parfaite qu'autant que
la loi *générale de la solidarité fonctionnelle* est bien connue dans son ensemble et dans ses détails; qu'un
trouble d'une fonction et d'un organe
modifie les diverses fonctions, les
divers organes de l'économie par
les forces vitales et par le sang, ce
principal agent des transactions dynamo-moléculaires.

Il est bien entendu que nous n'attaquons nullement les spécialistes qui préfèrent traiter telle ou telle affection. La spécialité a du bon, mais à une condition essentielle, c'est d'agir toujours d'accord avec la loi de similitude, avec la loi Homéodynamique qui régit tous les actes de l'économie, associés en vue d'un *complémentarisme final.*

Revenons encore aux faits que le bon sens et la conscience peuvent apprécier; nous examinerons ailleurs les faits de l'ordre physico-chimique qui exigent des connaissances spéciales, et nous montrerons que tous ces faits, l'endosmose, la capillarité, la cohésion, l'affinité, la gravitation, l'absorption, les sécrétions, la nutrition et jusqu'aux actes intellectuels et moraux sont soumis à *la loi Homéodynamique du complé-*

mentarisme final conduisant à une *plus-value individuelle et collective.*

Revenons encore aux faits, car c'est sur leur étude seule que doit être basée toute expérimentation, toute science positive.

Comment procède le véritable médecin en abordant un malade? Ne commence-t-il pas par le rassurer sur son état et ne lui parle-t-il pas d'une prompte et complète guérison?

A quoi s'adresse ce premier élément de traitement? Au moral du malade évidemment. Le moral est donc une puissance bien reconnue avec laquelle il faut compter avant tout. Pourquoi? Parce qu'elle est le degré le plus élevé des forces vitales; parce qu'elle est liée intimement aux forces condensées dans le sang et tendues dans les appareils nerveux, parce qu'elle est encore liée à la vie des organes et aux fonctions qui leur correspondent par l'intermédiaire du sang et du fluide nerveux.

Les rapports de l'âme avec toutes les fonctions, tous les éléments anatomiques, les tissus, les organes, les appareils sont donc incontestables. Et c'est là ce qui explique l'influence du moral sur le physique et réciproquement.

Défiez-vous d'un médecin qui procède d'une façon contraire, il ne connaît rien à la nature de l'homme; pour lui l'instrument est tout, le moteur, rien; il fait de l'âme le résultat de la matière, il prend l'outil pour l'agent qui l'utilise, il prend l'effet pour la cause!...

Ce premier devoir rempli, que
doit faire le vrai médecin? Il exami-
nera, avec le plus grand soin, les
fonctions diverses, les organes qui
leur correspondent par ordre d'importance, il cherchera à reconnaître
en quoi consiste la rupture des équilibres entre ces divers éléments, il
se servira, pour cette étude, de tous
les moyens, de toutes les découvertes de la science; il appellera à
son aide la physique, la chimie, l'aus-
cultation, la percussion, la mensura-
tion, etc., etc.; il ne négligera rien,
il tiendra compte de tout. Il mesu-
rera la force de son malade par tous
les moyens qui sont à sa disposition,
puis il cherchera, le mal étant bien
connu, quelle est la tendance de l'é-
conomie à rétablir ses équilibres; il
verra si ces tendances sont suffi-

santes en intensité et, dans le cas contraire, par l'emploi de quels moyens il pourra leur venir en aide Homéodynamiquement. La réaction, pour lui, n'est pas une abstraction, un être de raison, j'allais dire de fantaisie, un principe métaphysique sans rapport de nature avec les éléments qui constituent l'ensemble. La réaction n'est, pour lui, que le dynamisme vital répandu à l'état normal dans toute l'économie où il rencontre des organes harmonieusement et Homéodynamiquement disposés pour l'accomplissement des actes de la vie; il analysera cette réaction dans tous ses modes, sur tous ses plans, et choisira des agents en rapport parfait de similitude avec les mouvements équilibrants et, autant que possible, contraires aux effets des éléments morbides, agents qui devront être en parfait accord avec le consensus réactionnel de l'ensemble.

A l'aide de la loi Homéodynamique on comprendra pourquoi la strychnine, qui cause la raideur des muscles, peut être employée utilement dans le traitement du tétanos, pourquoi l'émétique guérit certains vomissements, pourquoi le quinquina est utile dans certains cas accompagnés de fièvre intermittente; on comprendra de même pourquoi l'émétique comme le quinquina et d'autres agents restent impuissants en face d'accidents dont on les regarde comme spécifiques.

Ces faits et bien d'autres encore qu'il serait trop long d'énumérer, auraient dû rendre suspecte la spécificité telle que la comprenait Hahnemann.

Comment se fait-il qu'un émétique guérisse une fièvre d'Afrique de très longue durée, contre laquelle le quinquina, sous toutes ses formes, est resté impuissant? Ce fait s'est présenté si souvent, dans la pratique de mon père et dans la nôtre qu'il nous a tenu en garde contre la spécificité antifébrile du quinquina.

Si le quinquina eût répondu aux tendances équilibrantes de l'économie par voie de soustraction éliminative, on n'eût pas vu l'émétique réussir là où le fameux antipériodique avait échoué.

On s'est imaginé que la fièvre et ses accès constituaient un état morbide spécial; c'est là une grave er reur. L'acte fébrile est toujours lié à des états pathologiques complexes, à la production desquels concourent tous les éléments constituants de l'économie plus ou moins entachés d'éléments morbides surajoutés.

Qu'il s'agisse d'éléments morbides venant du dehors ou d'éléments morbides dus à des altérations humorales par des causes diverses, les actes fébriles et la périodicité des accès ne changent pas pour cela de nature.

Une substance non digestible, un miasme, sont introduits dans l'économie, des troubles se manifestent; la fièvre se déclare, continue ou intermittente, qu'en conclurons-nous? Dirons-nous que la fièvre est la cause du mal, l'élément morbide contre lequel il faut chercher un

spécifique; qu'il n'y a qu'à couper
la fièvre pour que tout rentre aussitôt dans l'ordre? Le bon sens le plus
élémentaire repousse cette pensée.

L'élément morbide, ici, est la substance indigeste, le miasme introduits dans l'économie. La présence
de ces intrus appelle une réaction
des forces vitales qui se généralise
d'autant plus, sous forme fébrile,
que la cause morbide a plus de
facilité à se répandre partout.

Les forces vitales condensées dans
le liquide sanguin appellent à leur
aide les forces en réserve dans les
centres et les appareils nerveux, ce
qui explique la faiblesse du malade
pendant la fièvre. Le sang alors,
doué de ce surcroît de force, tend à
chasser au dehors, par les sécrétions et les excrétions diverses,

l'ennemi renfermé dans la place.

L'état pathologique, dans ce cas, est constitué par deux éléments bien distincts : l'élément morbide à éliminer et l'élément réactionnel manifesté par les phénomènes fébriles. Vouloir couper la fièvre, sans songer à débarrasser préalablement l'économie de l'élément morbide, contre lequel elle réagit en mode fébrile, serait agir contre le malade, dans le sens des effets de l'élément morbide. On ne réussirait, du reste, à couper la fièvre que quand on aurait détruit la force de réaction par des dispersifs de toutes sortes, conduite qui rendrait le médecin complice de l'élément morbide absolument comme on le serait d'un assassin en bâillonnant la victime pour l'empêcher de crier, ou en

lui enlevant les moyens de se défendre.

Cette comparaison, qui pourrait
sembler exagérée, est, pour nous
d'une exactitude malheureusement
trop réelle.

Et voyez jusqu'où vont les conséquences d'une fausse théorie : on
est allé jusqu'à considérer la périodicité elle-même, comme un élément
morbide que l'on s'efforce de combattre par de prétendus antipério-
diques; on ne regarde plus le quinquina comme antifébrile seulement,
ce qui était déjà grave, on en a fait
un spécifique contre la périodicité!...
N'est-ce pas à confondre la raison?

Mais, la périodicité, l'alternance
dans les phénomènes naturels, de
quelque ordre qu'ils soient, est une
loi de nature : la faim, le sommeil,

la satiété, la veille, l'exercice, le repos, les saisons, les phases de la lune, etc., ne sont-ils pas soumis à la périodicité? Pour Dieu, revenons donc à la logique, à la nature, à la constatation des faits et à leur comparaison analogique dans toute la série naturelle, que ces faits soient de l'ordre astronomique, physique, chimique, inorganique, animal, humain, etc. La loi naturelle étant bien connue, on se rapproche de la vérité et on ne court plus les risques de se perdre dans les nébulosités et les erreurs plus ou moins dangereuses d'une fausse dialectique et de systèmes aussi nombreux qu'erronés.

Est-ce à dire, pour cela, que le quinquina ne sera jamais utile dans certains cas pathologiques accompagnés de fièvre? Certainement non, mais son intervention, pour être légitime, devra jouer un rôle conforme à celui des mouvements équilibrants et ne pas avoir uniquement pour but d'enrayer la réaction.

Voilà l'interprétation réelle des faits ramenés, tous, à la loi de similitude dans la physiologie, soit normale, soit pathologique.

Il faut tenir compte de tous les rapports qui existent entre tous les termes et que les actions médicamenteuses et artistiques diverses répondent à la demande de l'économie, à ses efforts, à ses tendances plus ou moins marquées, pour revenir à des séries normales; sans cela, la thérapeutique est illusoire, elle ne sort pas des inconséquences qu'on lui reproche, de tous côtés, avec plus ou moins de convenance; l'art ne quitte pas le sentier de la conjecture pour entrer dans la voie large et logique du bon sens et du raisonnement.

D'un autre côté, on doit s'attacher à débarrasser l'économie des matières encombrantes qui, en tapissant la muqueuse de l'estomac, s'opposent à l'action des médicaments, à l'action réparatrice des aliments.

Il faut aussi débarrasser la peau des matières qui, en bouchant les orifices excréteurs, tiennent enfermés, dans l'économie, des éléments morbides de la plus haute gravité.

Il faut débarrasser la muqueuse des voies respiratoires pour que les forces de l'air puissent être pompées par le sang et être introduites, à travers les poumons et l'appareil circulatoire, dans toute l'économie, pour apporter des forces nouvelles à la réaction (1).

On a vu des affections mentales guéries à la suite d'une fâcheuse nouvelle, et on a dit : Vous voyez bien qu'un mal peut en guérir un autre. Analysons le fait et tirons-en les conséquences : lorsqu'une émotion trop vive a centralisé les forces

(1) Grâce à l'emploi Homéodynamique de quelques agents, dont la science a reconnu l'efficacité, des tumeurs de toutes sortes, des maladies des jointures, la coxalgie, des contractures, des ankyloses ont été guéries sans opérations.

Des affections de poitrine, du cœur, du foie, de l'estomac, de la peau, des étouffements, des palpitations, des hémorrhagies, des paralysies, des douleurs de rhumatisme, de goutte, des névralgies, des maladies nerveuses, l'amaurose, etc., ont été promptement améliorées et guéries radicalement par l'emploi rationnel de moyens simples et non douloureux.

vitales dans le cœur et le cerveau, ces forces ne revenant pas sur elles-mêmes, ne se décentralisant pas par un rayonnement assez prompt, les centres nerveux restent sous le coup d'un éréthisme, d'une tension dynamique trop prolongée; une sorte d'interruption s'établit entre le centre perceptif, les fonctions qui lui sont inhérentes et les parties éloignées qui, dans l'état ordinaire, sont reliées au centre perceptif sensationnel par le fluide nerveux en retrait du côté du cerveau; lorsqu'une émotion nouvelle se produit, les fluides tendent à la conduire jusqu'au centre de perception; ces fluides sont mis en vibration et, si l'impression est assez forte, la solution de continuité qui existait entre le centre perceptif et les parties éloignées cessera, et les fonctions reprendront leur jeu normal.

Ce n'est donc pas ici l'apport d'un élément morbide nouveau surajouté aux troubles pathologiques préexistants qui produira la guérison, mais bien un mouvement violent communiqué au fluide nerveux qui renoue ses rapports interrompus.

Il est bon de constater ici que, si la folie reconnaît souvent pour cause des dispersions fluidiques, elle a souvent aussi pour cause des polarisations fluidiques accidentelles des viscères et du cerveau.

La guérison de plusieurs cas de folie par notre méthode nous a montré l'exactitude de nos appréciations.

La folie hypocondriaque est due

très souvent à une concentration
fluidique que fait cesser quelquefois
un abondant écoulement de larmes.

Le médecin qui, dans un cas semblable, seconderait l'économie en
favorisant le cours des larmes, agirait Homéodynamiquement.

Il était donc indispensable, pour
affranchir la médecine du discrédit
dont on l'accable, de jeter une vive
lumière sur la physiologie pathologique des diverses affections et de
trouver la loi des actions thérapeutiques, de manière à ce qu'on ne
soit jamais réduit à agir au hasard
et qu'on ne rejette plus sur le
compte de prétendus caprices de
la nature ou de prétendus écarts
du système nerveux, des phénomènes qu'une connaissance appro-
fondie des faits permet d'interpré-

ter de la façon la plus naturelle.

On a vu les excès de l'orgueil, de l'amour produire certains genres de folie guérie par une frayeur. Comment encore expliquer le fait?

L'orgueil et l'amour comme l'exagération de certains autres sentiments dissipent une trop grande proportion de nos fluides vitaux. La frayeur accidentelle produit un resserrement des tissus, un retrait des forces vers les centres et s'oppose ainsi à une dispersion dont les suites étaient le trouble de l'intellect.

Par contre, on a vu des folies hypocondriaques guéries par la musique, l'ivresse, etc. Dans cet état anormal il y avait une concentration trop grande des forces dans certains viscères : le foie, la rate, en particulier. La musique, l'alcool, en décentralisant les forces, en dispersant les fluides, outre mesure accumulés sur certains points, rétablissaient les rapports fonctionnels et organiques, et l'expansion de la joie, de la santé revenait avec celle des fluides et des organes.

Guidé par ces notions, on ne songera plus à répandre, inconsidérément et sans une nécessité absolue, bien plus rare qu'on ne le pense, le sang des malades; on ne verra pas, aussi souvent, la cause de la maladie dans une congestion spontanée de tel ou tel organe, le cerveau, le cœur, le poumon; on se dira que ce liquide précieux doit être fortement ménagé dans sa quantité et dans sa pureté; qu'il contient les forces vitales à l'état de condensation; qu'il est, on pourrait le dire, la substance organisable chauffée au rouge par le travail de la vie ; que les forces condensées dans le sang s'accumulent pour s'y tendre dans les appareils nerveux où elles se répartissent et d'où elles rayonnent, avec le degré d'ordination convenable, sur tous les organes, pour le service des fonctions qui y correspondent.

Les fluides vitaux extraits du sang sont les forces à l'aide desquelles l'âme, force vitale par excellence, établit les rapports entre ses facultés et les organes qu'elle commande.

C'est le mouvement oscillatoire de ces forces qui préside aux divers phénomènes des sensations, des perceptions, de la motilité, etc., etc.

Or il n'est guère possible de remédier aux troubles de ces fonctions et de ces actes organiques, lorsqu'on a vidé la source des forces qui président à leur manifestation.

Ainsi donc, pour terminer cet exposé, disons en nous résumant :

1° Que l'économie humaine est un ensemble de fonctions et d'appareils spéciaux, convergeant vers un but commun, la vie progressive de l'individu et de l'espèce;

2° Que ces fonctions et ces appareils ont, à leur disposition, une somme de forces condensées et tendues dans les centres spéciaux et dont le sang est le réservoir;

3° Que ces forces sont la base de l'existence des êtres vivants;

4° Que la façon dont ces forces sont tendues et réparties règle l'accomplissement normal ou anormal de nos actes organiques ;

5° Que le rôle de la physiologie est d'étudier, de connaître les conditions de conformation, d'utilisation des appareils qui servent au jeu des fonctions, à la mise en acte de notre force vitale ;

6° Qu'enfin la thérapeutique doit être basée sur les rapports existant entre nos forces vitales et nos organes qui doivent leur obéir, être leurs médiateurs en face du monde extérieur.

La thérapeutique ne doit donc plus reposer sur de prétendues propriétés qui ne sont que des produits de l'imagination et la conséquence de l'étude incomplète de l'homme.

On ne doit plus considérer l'irritation, l'inflammation, etc., comme des principes de maladie, mais ne voir dans ces états, ainsi que dans tous les états pathologiques possibles, que des troubles fonctionnels et organiques, troubles dont l'irritation, l'inflammation et les lésions organiques ne sont elles-mêmes qu'une conséquence.

L'influence de notre méthode sur les individualités humaines amènera une amélioration progressive de la race, qui finira par rapprocher l'humanité de ses séries normales, en détruisant les germes de ses affections héréditaires et en lui rendant plus difficiles les conditions accidentelles de rupture nouvelles d'équilibre.

Il faudra, pour qu'on s'aperçoive

d'aussi heureux changements, un certain nombre de générations; mais l'éloignement du but ne doit pas nous faire perdre le désir de l'atteindre.

Dès lors on ne pourra plus dire que la médecine est une science de convention et un art conjectural. *La loi de similitude* forcera M. le docteur Dubois (d'Amiens), à revenir avec bonheur sur ses paroles décourageantes.

Il accueillera volontiers, nous n'en doutons pas, la synthèse universelle et regardera la méthode *Homéodynamique* comme fondamentale et définitive.

L'analogie et la synthèse se donneront dorénavant la main comme deux sœurs amies, au lieu de vivre constamment en hostilité.

Ce n'est pas sans peine que nous avons suivi jusqu'au bout la voie qui devait nous conduire à la vérité, en restant juste envers tous.

Il ne nous reste plus maintenant qu'à contribuer de toutes nos forces à répandre la loi *Homéodynamique* et à augmenter, de jour en jour, le nombre de ses adhérents.

Nous espérons que nos jeunes confrères, tous les esprits indépendants, à quelque école qu'ils appartiennent et quelque élevés qu'ils soient dans la hiérarchie scientifique, voudront bien nous aider dans notre tâche et concourir à édifier la médecine scientifique et positive dont nous venons de jeter les fondements.

Notre espérance, ne dût-elle se réaliser qu'en partie, nos convictions médicales ne s'en trouveraient nullement ébranlées et nous terminerons comme nous avons commencé en disant :

« *Additionner, soustraire, équilibrer; toute la médecine est là.* »

APPENDICE

Il existe une méthode thérapeutique dont il n'est pas parlé dans ce volume et qui préoccupe assez l'opinion publique pour que j'en fasse mention dans cette deuxième édition, je veux parler de la dosimétrie de M. le professeur Burggraëve.

Nous allons exposer notre manière de voir, à cet égard, en rappelant ma lettre adressée à la So-

ciété de thérapeutique dosimétrique
de Paris.

MONSIEUR LE PRÉSIDENT,
MESSIEURS ET TRÈS HONORÉS COLLÈGUES,

C'est avec plaisir que je réponds à votre
appel. Je me fais un devoir de m'associer, dans
une certaine mesure, à vos idées de réforme
thérapeutique en vue de la restauration de la
médecine universelle.

Comme vous, Messieurs, je pense que l'orga-
nicisme, le matérialisme sont à la veille d'un
transformisme qui aura pour agent actif un spiritualisme scientifique et rationnel qui mettra
d'accord les deux doctrines en leur rendant,
dans notre univers, le rang qui leur est dû.

Votre Société combat pour des principes qui
sont dans le chemin de la vérité, je lui veux
autant d'honneurs qu'elle aura eu de peines
pour la victoire.

C'est donc avec plaisir que je prendrai part à
vos travaux, que je profiterai de votre expérience pour compléter la mienne.

Le tiraillement, le schisme qui se sont produits entre les fondateurs de l'institut libre de
médecine dosimétrique ne peuvent être que

profitables à votre Société en l'affranchissant d'un pouvoir personnel qui doit être remplacé par l'autorité du droit, de la justice, de la vérité, de la liberté.

Que M. le professeur Burggraëve emploie tous les moyens qu'il lui plaira pour faire connaître aux gens du monde le lieu où se fabriquent et se vendent les médicaments contrôlés par lui, cela ne vous touche en rien, du moment que votre Société décline, avec les actes de l'institut libre de médecine dosimétrique, toute solidarité.

Si, comme vous, Messieurs, j'ai fait acte d'adhésion à la réforme tentée par M. le professeur Burggraëve, pas plus que vous je ne veux jurer *in verba et acta magistri*.

Ce que vous avez voulu, ce que vous voulez, ce que veulent tous ceux qui réclament une réforme en thérapeutique, c'est, avant tout, la recherche de la vérité, tout en conservant, chacun, son indépendance.

Il faut donc, Messieurs et chers Collègues, que non seulement la Société de thérapeutique dosimétrique continue d'exister, mais il est nécessaire qu'elle repose sur une base plus solide encore, qu'elle se fonde sur une *loi naturelle*, universelle et inébranlable, une loi de tous les temps et de tous les lieux.

Vous n'aurez pas, pour cela, Messieurs, à

faire un simple changement de nom, à repousser une consonnance soi-disant compromettante, au risque d'écarter une vérité.

La loi de la thérapeutique est trouvée, elle a été extraite d'un grand nombre de cures ; cette loi a été formulée par moi, sous le nom de *loi de similitude fonctionnelle*, dans un travail que M. le docteur Cerise a présenté à l'Académie de médecine de Paris, le 20 juillet 1869.

Comme vous allez le voir, Messieurs, mon travail recevait l'approbation de M. le professeur Burggraëve au début de son agitation réformiste, à Paris.

Dans une conférence qu'il a faite à Bordeaux le 8 avril 1877 et qu'il a publiée dans son répertoire de thérapeutique dosimétrique le 1er juin 1877, on trouve (pages 546 et 547) les lignes suivantes :

« Voici d'abord l'opinion d'un honorable médecin de Paris, qui est lui-même auteur d'une *doctrine dogmatique* touchant de bien près à la dosimétrie et *qui eût rendu cette dernière inutile,* si, à côté du principe vital sur lequel elle se fonde, son auteur eût placé les agents médicaux dosimétriques (1).

(1) Quant au regret exprimé par M. Burggraëve de n'avoir pas trouvé, dans mon livre, les médicaments dosimétriques, il n'est pas motivé. Les alcaloïdes, qu'il

« Je veux parler de l'Homéodynamie de M. le docteur Huguet. »

M. Burggraëve donne alors connaissance d'une lettre que je lui avais adressée et dont voici le texte extrait du répertoire de thérapeutique dosimétrique :

« Ainsi que le dit l'honorable professeur de Gand, tout le monde médical comprend la nécessité d'une réforme thérapeutique. Cette manière de voir est aussi celle du public intelligent.

« Des efforts considérables ont été faits dans ce but ; des résultats pratiques d'une grande importance ont été obtenus. A des associations

vulgarise, d'après une méthode particulière, ne sont pas de son invention, mais bien du domaine de la pharmacie, qui les dose selon l'ordonnance du médecin. Je n'avais donc à m'occuper que de la *loi* qui *préside* à l'administration des médicaments. Je suis étonné que M. Burggraëve n'ait pas vu dans mon livre, page 66, 1re édition, la *division* des *agents* thérapeutiques en *deux classes*, à savoir : les *condensateurs* et les *dispersifs* du *dynamisme vital et fonctionnel de l'économie*. Cette dichotomie des médicaments est en harmonie avec les grands faits de la physique générale, tels que les ténèbres, la lumière, la nuit, le jour, le froid, le chaud, le sec, l'humide, etc. Les condensateurs ont pour type certains métaux, tels que : le fer, le zinc, l'arsenic, l'antimoine, etc., et certains vé-

incohérentes de médicaments mal définis, sont venues se substituer des préparations simples, sous des formes diverses, dont l'expérience a reconnu l'efficacité.

« L'arsenal thérapeutique possède donc des agents de précision nombreux et commodes à manier.

« Les travaux du docteur Burggraëve, sa longue expérience dans un champ de clinique considérable, l'ont conduit à l'introduction, dans la pratique, d'une quantité notable de produits pharmaceutiques dont le dosage est d'une précision presque mathématique.

« M. le professeur Burggraëve a fait un appel au corps médical dont il réclame le concours

gétaux, tels que : la strychnine, la quinine et leurs dérivés, etc. Les dispersifs ont pour type d'autres métaux, tels que : le platine, l'or, l'argent, etc., et d'autres végétaux, tels que : la belladone, la jusquiame, l'opium et leurs dérivés, etc. Les intermédiaires entre les *condensateurs* et les *dispersifs*, en thérapeutique, sont analogues aux notes et aux couleurs intermédiaires qui, par leur association et leur combinaison savantes, constituent les tonalités harmoniques du son et de la couleur dans la nature. Tous ces agents doivent répondre aux indications, aux demandes de l'économie, en marchant dans le sens des mouvements spontanés d'équilibration, conformément à la loi de similitude fonctionnelle et du complémentarisme final.

Dr HUGUET.

pour expérimenter ses médicaments. Nous avons cru devoir répondre à son désir un des premiers.

« La *Dynamothérapie Homéodynamique*, ou l'art de diriger et de combiner scientifiquement les forces naturelles du malade avec celles des milieux, pour la reconstitution des équilibres dans l'économie, ne pouvait rester indifférente, silencieuse, devant ce progrès réalisé en pharmaco-dynamie.

« Mais, plus les armes sont puissantes, plus il est nécessaire de bien connaître la loi du tir. Le but doit être parfaitement connu avant d'employer les forces pour l'atteindre; or, comment atteindre le but, en thérapeutique, si on ne connaît pas la loi des évolutions autonomiques équilibrantes?

« C'est ici qu'on a besoin de se rappeler le *Quò vergit Natura eò ducenda* et le *Sublatâ causâ tollitur effectus* du grand patricien de Cos.

« C'est l'étude de ces mouvements critiques spontanés qui nous a révélé la *Loi de similitude fonctionnelle* qui, en thérapeuthique, conduit à *l'association des forces similaires* et au *complémentarisme final.*

« Si nous rappelons, ici, cette découverte qui démontre la fausseté de la prétendue loi de similitude pathogénétique de Hahnemann, c'est qu'elle est indispensable pour diriger l'emploi des divers agents. La dosimétrie suppose la connaissance de la *thérapeuthique véritable* dont l'*Homéodynamie est l'exacte et éternelle formule*.

« Dr HUGUET. »

Après cette citation, M. Burggraëve ajoute : « Vous le voyez, Messieurs, c'est bien là la loi que la méthode dosimétrique a formulée : aux maladies aiguës un traitement aigu, aux maladies chroniques un traitement chronique. »

Ces dernières lignes nécessitaient une réplique de ma part, une *rectification*.

Voici ma seconde lettre à M. le professeur Burggraëve (répertoire du 1er juillet 1877, pages 590 et 591) :

« MONSIEUR ET TRÈS HONORÉ MAITRE,

« Dans le dernier numéro de votre répertoire, vous avez cru devoir tirer la *Dynamothérapie Homéodynamiqne* du silence dans lequel elle se recueillait pour y trouver de nouveaux agents thérapeutiques ; c'est un honneur pour lequel je m'empresse de vous rendre grâce, mais qui sera d'un bien mince profit pour l'Homéodynamie, si vos lecteurs ne la connaissent que par ce que vous en dites ; jugez-en vous-même.

« Avant de rappeler les lignes extraites du premier numéro de votre répertoire, lignes que je vous adressais plutôt à titre d'appel qu'à titre d'adhésion complète, vous dites : « L'Ho- « méodynamie touche de si près à la dosimétrie, « qu'elle eût rendu cette dernière inutile si, à « côté du principe vital sur lequel elle se fonde, « son auteur avait placé les agents médicaux « dosimétriques. »

« Il est certain que ce n'est pas la croyance au principe vital qui m'a fait découvrir la *loi de similitude fonctionnelle*, car, si cette croyance eût suffi pour cela, nos maîtres en vitalisme l'eussent formulée bien avant moi.

« Mais, il fallait, pour que cette *loi* pût être dégagée des faits, voir comment la nature, troublée dans ses équilibres organo-fonctionnels, procède à la reconstitution de la symphonie vitale.

« C'est cette étude longue et difficile qui m'a conduit à distinguer, dans un état pathologique, trois groupes de symptômes :

« 1º Les symptômes *étiopatiques*, liés intimement à l'action physico-chimique des causes morbigènes ;

« 2º Les symptômes de *résonnance sympathique*, liés aux premiers par une sorte de télégraphie nerveuse ;

« 3º Les symptômes de *réaction* ou de *théra-*

peutique autonome, liés à ceux du deuxième groupe, par le système nerveux ; ils sont, pour moi, de l'ordre des mouvements reflexes, dont la cause se trouve bien souvent dans les organes de la vie végétative, mais qui peut aussi se trouver en dehors de l'individu.

« Je déclare, Monsieur et très honoré Maître, n'avoir rien rencontré, dans vos œuvres, qui m'ait fait voir que la maladie n'est, pour vous, comme pour moi, que le *drame pathologique des éléments constituants légitimes* de l'économie, de *ses forces vives se transformant en forces mécaniques de réaction* contre les parasites, les intrus, les perturbateurs de l'ordre naturel qui est *adéquat aux droits des organes, droits dont l'usage intégral, source de leurs devoirs, constitue leur morale individuelle et collective, leur hygiène, leur santé.*

« Je n'ai trouvé nulle part la *loi de similitude fonctionnelle et du complémentarisme final* formulée par vous. Que vous vous la soyez assimilée au point de la regarder comme vôtre, cela se conçoit mais ne change rien à la vérité chronologique des faits.

« Nous n'avions encore entendu parler nullement de la dosimétrie, en tant que doctrine médicale, lorsqu'en 1869, mon *Exposé de médecine Homéodynamique* fut présenté à l'Académie de médecine de Paris, par mon regretté maître, M. le docteur Cerise.

« Quand cet honorable et savant académicien m'engagea à publier mes idées et ma découverte, pour lesquelles il montra tant de bienveillance, il était loin de se douter que, quelques années plus tard, *la formule de la thérapeutique intégrale* serait revendiquée par un autre.

« Vous ajoutez, en terminant ce qui me concerne dans votre répertoire : « Vous le voyez, « Messieurs, c'est bien là, la loi que la méthode « dosimétrique a formulée : aux maladies « aiguës un traitement aigu, aux maladies « chroniques un traitement chronique. »

« Voilà, Monsieur et honoré Maître, une proposition pour laquelle je repousse toute solidarité; si c'est là ce que vous appelez faire de la *similitude fonctionnelle* en thérapeutique, nous sommes bien loin de nous entendre, car, je le répète, en terminant cette trop longue rectification que vous voudrez bien, je pense, insérer dans votre prochain numéro : *La similitude fonctionnelle,* en thérapeutique, consiste à *produire une ou plusieurs actions similaires au mouvement autonomique équilibrant de l'économie, soit par voie d'addition, soit par voie de soustraction,* soit par voie de répartition, en donnant aux agents curatifs employés la forme et la dose le plus convenables pour que *leur dynamisme fonctionnel* réponde, le mieux possible, à la demande de l'économie souffrante.

12.

« Regardez-moi toujours, Monsieur et très honoré Maître, comme le plus grand admirateur de vos nombreux mérites et le lecteur le plus assidu de vos intéressants travaux. »

« Dr HUGUET. »

Après la publication de cette lettre, M. le professeur Burggraëve ajoute, en note : « Nous donnons bien volontiers, à notre confrère, acte de sa *rectification*. »

« Dr B.. »

Vous le voyez, Messieurs, la réforme tentée par M. Burggraëve *attend encore sa véritable loi.*

C'est donc à une discussion loyale sur de *véritables principes,* que votre Société devra le triomphe, et c'est ainsi que la vérité et la sincérité auront le dernier mot.

La dosimétrie, vous le savez, Messieurs, a remplacé l'atomisme dans les mains de M. le professeur Burggraëve lui-même, pourquoi la dosimétrie n'arborerait-elle pas le drapeau de l'Homéodynamisme, qui, avec *sa loi*, et grâce à votre puissant concours, marchera de progrès, en progrès, dans le champ de la thérapeutique, progrès qui nous mettront à l'abri des intrigues et des compétitions plus ou moins malsaines !

Je dépose, Messieurs, sur votre bureau, mon *Exposé de médecine Homéodynamiqne* que je désire soumettre à l'examen d'une commission nommée parmi les membres de votre Société.

Si, comme je l'espère, j'obtiens de vous un jngement favorable, la *Loi de similitude fonctionnelle* deviendra la pierre angulaire de notre thérapeutique; nous n'aurons tous, alors, qu'un maître, *la loi*, à laquelle nous saurons obéir sans avoir jamais rien à redouter de sa rigueur ni de ses déviations.

Dr HUGUET.

Paris, 8 décembre 1884.

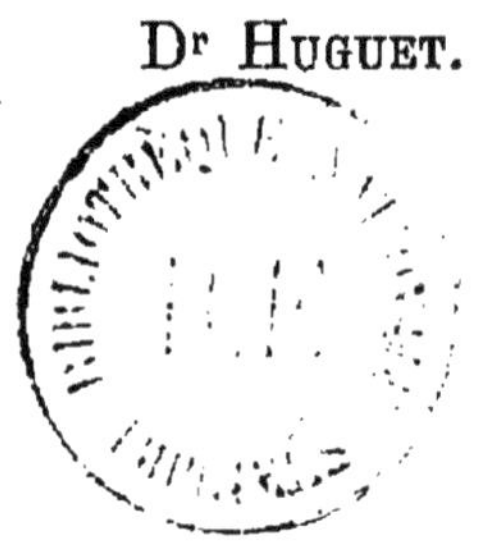

Parmi les nombreuses lettres de sympathie que j'ai reçues, tant de mes confrères, que de mes collègues de la presse scientifique, je publierai celle de mon illustre compatriote, Victor Hugo, en adressant à tous, mes bien sincères remerciements.

Dr H.

Blancette 30 août

J'ai lu, Monsieur, votre
remarquable travail avec
un vif intérêt. Vous êtes
un esprit très sagace,
et un chercheur digne de
trouver. Je n'ai malheureusement aucune compétence
dans ces matières où vous
me semblez maître. Juge
peu habile, je n'en ai pas
le droit. Il faudrait un
savant, et je ne suis qu'un

philosophe. Très bien,
permettez pourtant
d'applaudir aux conscien-
cieux efforts de votre
noble intelligence et
de votre science ingénieuse.
Votre loi, *similitude fonctionnelle*, me frappe comme
une vérité. Je crois que
vous apportez de la lumière
Veuillez l'assurance de mes
sentiments les plus distingués.

Victor Hugo

www.ingramcontent.com/pod-product-compliance
Ingram Content Group UK Ltd.
Pitfield, Milton Keynes, MK11 3LW, UK
UKHW020155130726
13696UKWH00002B/531